간단 **한방철칙**

Basic Rules & Principles of Modern Oriental medicine

간단 **한방철칙**

니미 마사노리(新見正則; Masanori Niimi, DPhil, FACS) 지음
권승원(한의사) 옮김 / 조기호(경희대 한의대 교수) 추천

청홍

BASIC RULES & PRINCIPLES OF MODERN KAMPO
Copyright © 2012 Masanori Niimi, MD, DPhil, FACS
All rights reserved.
Original Japanese edition published in 2012 by SHINKOH IGAKU SHUPPAN CO. LTD., Tokyo.
Korean translation rights arranged with SHINKOH IGAKU SHUPPAN CO. LTD., and JISANGSA(CHEONGHONG) through PLS Agency.
Korean translation edition © 2015 by JISANGSA(CHEONGHONG), Korea.

이 책의 한국어판 저작권은 PLS를 통해 저작권자와 독점 계약한 도서출판 지상사에 있습니다.
신저작권법에 의하여 한국 내에서 보호를 받는 저작물이므로 무단전재와 무단복제를 금합니다.

일러두기
이 책의 보험 및 처방전 등 각종 의료제도 관련 내용은 일본 실정에 따라 번역되었음을 밝힙니다.

[추 천 의 글 I]

생각을 달리 하자, Think Different
−추천에 가름하면서

　의학의 주류인 서양의학(conventional medicine)은 미국이든, 아시아, 아프리카 할 것 없이 전 세계 통일된 체계를 가지면서 일반성과 보편성이라는 장점이 있다. 반면에 전통의학(traditional medicine)은 각국의 역사, 전통, 관습, 문화에 따라 토착성을 가지고 발전했기 때문에 그 변형성(variation)이 강조되고 있다. 한의학이 소속되어 있는 동아시아 전통의학에서 예로 들면 중국의 중의학은 1950년대 사회주의국가 시스템이 만들어지면서 통일 교과서 작업의 일환으로 일목요연한 이론적 분류가 튼튼한 버팀목으로 자리하게 되었다. 실제 임상에서는 복잡다단한 질병 속성상 변증이라는 진단분류 그 자체를 응용하기가 그렇게 간단하지 않다. 대학교재의 다수가 중국의 변증체계를 인용하나, 임상 현장에서는 그 거리감이 꽤 느껴져 활용도가 떨어지고 있다. 일본의 한방의학은 18세기부터 주자학과 양명학을 다함께 수용한 실사구시 측면에서의 당대 사회철학사상영향으로 환자에게 나타나는 외견만을 너무 중요시하게 되었다. 이 때문에 고대 중국의학 탄생 시, 그 모태가 되었던 철학적 배경이 무시되었다는 비판을 면하지 못하고 있다. 한국 한의학에서는 다 알다시피 사상체질의학을 유독 강조하고 있다.
　이렇다보니 서양의학의 관점에서 보면 전통의학은 일견 무질서해 보이고, 경험의학의 집적에만 치우쳐 있다는 인상에서 벗어날 수 없다. 이런 결점과 오해를 불식시키기 위해서는 전통의학도 오늘날 시각에서의 과학적 해명과 서양의학적 측면에서의 해석에 주목해야 한다. 이런 논지에서 한국 한의사들은 일본 의사들과 약학자들의 성과물에 눈여겨봐야 한다. 한국 한의학은 한의사와 약사, 한의사와 의사간의 끊임없는 충돌과 갈등으로 역사의 진보선상에서 더욱 후진한 인상이다. 나의 이런 지적을 대변해 주는 증좌는 한의 임상 현장에서 한방처방의 치료의학으로서의 지위 격하가 날로 심하게 되어 가고 있는 작금의 실태이다. 이제 우리들은 생각을 달리해야 한다. 그렇다고 의사들이 했다고 하여 일본 한방의학을 모두 그대로 받아들여야 된다는 주장은 아니다.

    일본의학은 그 특유의 도제 관습을 중시한 나머지 여러 派(파)로 나누어져 있다는 점을 염두에 두어야 한다. 각 派(파)가 가지고 있는 명암과 그에 따른 호불호는 있기 마련이기 때문에 이를 전체적으로 조감할 수 있는 눈도 필요하다. 이런 측면에서 최근 10년 사이, 일본 한방계에 신성(nova)처럼 등장한 인물이 니미 마사노리 교수이다. 그는 영국 옥스퍼드대학에서 박사학위를 받은 외과전문의이면서도 일본정통한방의학의 대가인 마쯔다 구니오 선생에게 다년간 개인 수업을 받은, 말 그대로 두 의학을 다 섭렵한 임상가다. 그는 한방의학이 가지고 있는 치료의학으로서의 가치를 극대화하고자 심혈을 기울이고 있으며, 타이트한 일정 속에서 사고실험을 통한 임상경험을 책으로 정리해 내는 수고를 아끼지 않고 있다. 일본 각지의 의사 집단들로부터 쇄도하는 그의 강연 스케줄은 1년 치가 빡빡하다. 그만큼 일본의사들은 한방의학에 목말라 있으며, 그의 말을 듣고 싶어 하는 것이다. 어떤 이는 유리한 증례만 취사선택하는 체리피킹(cherry picking)이 아닌가 하는 우려도 하지만, 뼛속 깊이 서양의학을 한 그의 입에서 나온 한방의학은 진솔 되지 않았다고 할 수 있을까. 그는 분명히 그의 저작동기에서 서양의사를 위한 모던 한방의학을 한다고 분명히 밝히고 있다. 당장 내일부터 응용할 수 있고, 처방의 흐름을 알면 타율을 높일 수 있다는 그의 말에 한 번은 혹해 본들 무슨 손해를 볼 것인가. 그런 기회를 나의 애제자, 권승원 선생의 뇌력과 필력으로, 그리고 청홍출판사의 투자로 한국에서도 맛볼 수 있다는 것은 행운이다.

    너도 모르고 나도 모르는 고고한 이론으로 중무장한 책에 비하면 그의 책은 너무 보잘 것 없다고 비웃음을 살지 모른다. 그의 책은 확실히 輕薄短小(경박단소)하다. 일본에서도 선현들의 한마디 한마디에 얽매이는 정통파들은 그의 이런 가벼운 해석에 혀를 내두른다. 그러나 우리들은 요즈음 스마트폰 세상에 살고 있지 않은가. 모든 것이 일거에 해결되고 해석되어야 하는 단견의 세상 흐름에 니미 마사노리 선생의 책은 일정 부분 부응하고 있는 셈이다. 그의 지적 수준이 낮은 것이 아니라 외연을 확대하고자 하는 그의 탁월한 생각을 한 번은 음미하고 넘어갈 필요가 있지 않은가. 전통의학을 현대 언어로 술술 풀어 엮어내는 그의 사고에 넋을 잃고 어느 듯 페이지 터너로 된다. 우리들은 닫힌 가슴을 활짝 열어젖히고 마음껏 그의 지력에 힘입어도 좋다. 이러 저리 뒤섞인 것을 복합, 융합, 다학제라는 전대미문의 단어가 항간에 유행하지만, 이들 단어가 가진 속성을 보면 보다 쉬운 말로는 雜(잡)스러운 것이라 할 수 있다. 지금은 雜(잡)스러움이 각광을 받고, 강조되는 세상이다. 이들과 같이 나갈 때 한의학도 갈라파고스에 떨어지지 않을 것이다.

한국에서 선보인 니미 마사노리 선생의 책들, 《서양의사의 한방열공기》(군자출판), 《간단 한방처방》(권승원 역, 청홍, 2015)도 강호제현에게 인기리에 있다는 소식이다. 그만큼 한국에서도 한의학이 절체절명의 위기에 처해있다는 반증이며, 한편 우리 한의사들의 사고도 많이 유연해졌다는 느낌을 가지지 않을 수 없다. 이번에 그의 세 번째로 선보이는 《간단 한방철칙》이 오른쪽으로 문을 열다가 안 되면 왼쪽으로 열라는 명제처럼 생각을 달리하고자 하는 한국의 독자들에게 일독이 되길 바라마지 않는다.

2015년 10월

경희대학교 한방병원 진료기획부원장/중풍센터장

조기호 **교수**

[추천의 글 2]

치료의 실제 상황에
충분한 역할을 할 우수한 책

　니미 마사노리(新見正則; Masanori Niimi, DPhil, FACS) 선생이 《정말로 내일부터 사용할 수 있는 한의약 시리즈》 3부작 《정말로 내일부터 사용할 수 있는 한방약 7시간 속성 코스》, 《플로차트(flow chart) 한방약 치료》, 《간단 한방처방》에 이어 《정말로 오늘부터 알아가는 한방약 시리즈》 제1탄인 이 책 작업을 마무리했다. 어떤 처방을 고를까, 보통 방법으로는 해나갈 수 없는 것이 실제 임상이다. 그 해결책과 사고 방법을 만들어가는 도우미로서 태어난 것이 바로 이 책이다. 이미 출간된 3책과 거의 비슷한 내용도 포함되어 있지만, 보다 알기 쉽게, 다른 각도에서 해설하여 스텝 업(step up) 용도로도 사용할 수 있다.
　'외래진료에서 지켜야 할 사항'에 나오는 환자분과 함께 적절한 처방을 찾아가자는 내용은 의사에게 잔뜩 들어간 힘을 빼주는데, 이 방법대로 하게 되면 편하게 임상을 할 수 있게 된다. 나는 수십 년 전부터 수영을 연습해 왔는데, 좀처럼 힘을 빼는 것이 잘 되지 않았다. 최근 간신히 새로운 트레이너로부터 친절한 지도를 받아 힘을 뺄 수 있게 되어 급격히 수영하기가 편해졌다. 바로 이런 것을 알려주는 것이 이 책이다. 현대 한방은 서양의가 편안한 마음가짐에서 사용해 가는 것이라는 입장(한방처방의 진화와 미래①)이란 바로 이런 것이다.
　〈처방할 때의 철칙〉〈처방 선택의 철칙〉에서 실제적인 처방 선택법, 〈효과 증강의 법칙〉에서 복용법 등 중요한 점을 서술하고, 〈알맞은 처방이 잘 떠오르지 않을 때의 철칙〉〈효과가 없을 때의 철칙〉은 다른 책에는 없는 이색적인 장이다. 예로부터 한의약 의서에는 어려운 문구가 가득 담겨져 있어, 실제 임상에 적용하기 어려웠다. 니미 선생이 "치료로 이어지지 않는 말장난은 전혀 흥미롭지 않으니까요."(한방이론을 클리어하게⑨)라고 쓰고 있는데, 이 내용에 전적으로 동감한다.

  이 책은 알기 쉽지만, 내용의 수준은 높다. "약재를 통해서 분석하면, 다양한 것을 볼 수 있습니다."(한방이론을 클리어하게⑫)라고 설명하고 있다. 처방의 작용을 이해하기 위해서는 한약재에 대한 이해가 필요한 것이다. 한방 치료의 실제 상황에 충분한 역할을 할 우수한 책이다. 이미 출간된 3책부터 읽어 가면 이해하기가 보다 쉽겠지만, 이 책을 처음 손에 넣은 독자분들에게도 어렵지 않게 도움이 될 것이다. 꼭 읽어주시길 바란다.

사단법인(社團法人) 일본동양의학회(日本東洋醫學會)
명예회장 마쓰다 구니오 (松田邦夫)

[목 차]

추천의 글① 생각을 달리 하자, Think Different …7
추천의 글② 치료의 실제 상황에 충분한 역할을 할 우수한 책 …10
시작하며 　 한의약의 세계로 들어가
　　　　　 꼭! 한의약의 신수(神髓)에 가까워지길… …20

제1장
규범

01_ 의사가 서양의학에 대한 보완의료로 엑기스 한방처방을 사용한다 …24
02_ 서양의학적인 처방을 대하듯 하면 금방 싫증나게 될 겁니다 …25
03_ 漢方, 캄포우(カンポウ), Kampo 무엇이 좋을까? …26
04_ '현대 한방'에 트래디셔널 한의약의 지혜를… …27

제2장
외래진료 때 지켜야 할 사항

01_ "뭔가 힘드신 점은 없나요?"라고 언제나 물어보자 …30
02_ 한의약은 몸 전체를 치료한다는 것을 이해하자 …31
03_ 바쁜 외래에서 꼭 모든 환자에게 복진할 필요는 없다 …32
04_ 맥은 반드시 짚자, 스킨십을 위해서라도 …33
05_ 목표는 의사도 환자도 만족! 그래도 가볍게 …34
06_ 환자분과 함께 적절한 한방처방을 탐색 그 과정을 즐겨보자 …35
07_ 처음부터 처방이 딱 맞을 것이라는 기대는 하지 말고, 나아가는 기분을 중요하게! …36
08_ 한방 치료는 양생 중 하나 한의약에만 의지하면 안 된다! …37
09_ 병에 걸린 연수의 절반 정도가 필요하다 …38
10_ 환자와의 이별도 깨끗이, "더 이상 어쩔 수 없습니다"라고 말하자! …39
11_ 한방처방 이름은 바르게 읽을 수 있도록, (잘못 읽으면) 보기 안 좋으니까! …40
12_ 보험 병명은 가능한 정합성을 맞춰라 …41
13_ 어쩐지 ……한 환자분들도 있다 …42
14_ 한방으로 법외(法外)의 돈벌이를 하는가? …43

제3장 처방할 때의 철칙

- 01_명의일수록 적은 처방으로 많은 증상에 대처한다 …46
- 02_1가지 또는 상성이 좋은 2가지 처방부터, 역사적으로 유효하다고 알려진 조합으로 …47
- 03_우선 4주 정도는 처방해 보고 판단한다 …48
- 04_1일 3회 적절히 복용, 2회로도 꽤 유효하다 …49
- 05_"양약은 계속 복용하세요, 중지하시면 안 됩니다" …50
- 06_여러 종류를 한 번에 처방하여 본인이 고르도록 하는 것도… …51
- 07_낫더라도 3개월은 복용, 바로 끊어도 재발했을 경우 다시 복용하면 오케이! …52
- 08_한방처방과 한방 유사 건강보조식품은 다르다! 주의가 필요! …53
- 09_재진 시에는 맛을 물어본다, "좋은 약이 입에 쓴" 것만은 아니다 …54
- 10_다른 증상이 좋아졌다면 주 증상에 변화가 없더라도 지속 …55
- 11_환자의 신체 변화를 민감하게 관찰하자 …56
- 12_길경탕은 식힌 후, 가글하는 방식으로 복용하자 …57
- 13_아이들 복용량, 초등학생 1/2, 유치원생 1/3, 그 외 1/4 …58

제4장 처방 선택의 철칙

- 01_'플로차트 한방약 치료'를 활용해 보자, iPhone 어플도 …62
- 02_주변에 있는 처방으로 우선 치료하자, 한정된 처방만으로도 꽤 치료가 된다 …63
- 03_감기를 통해 공부한다, 자신이나 가족에게 적절한 처방을 알아보기 …64
- 04_감기 한방처방, 다른 약도 여러 가지 있다 …65
- 05_무엇을 쓸지 망설여진다면, 허증용 처방을 사용하자 …66
- 06_마황, 대황이 없으면 실증용부터 처방해도 괜찮다 …67
- 07_병이나 증상이 길어지면 소시호탕을 병용하자 …68
- 08_소시호탕이 효과가 없을 때는 반하사심탕 을 시도해 보자 …69
- 09_유효한 약제끼리 병용하자 …70
- 10_1가지 처방을 확실히 한 후에 병용을… …71
- 11_이런 증상에 이런 한방처방이 효과가 있나요? …72
- 12_계지탕을 추가하면 마일드(허증 경향)해 진다 …73
- 13_마황을 복용할 수 있는가 없는가는 복용해 보지 않고는 알 수 없다 …74
- 14_시호가용골모려탕의 신기함, 허증에도 꽤 사용된다 …75
- 15_허실은 혼재되어 있다, 실증 경향 처방+허증 경향 처방도 OK …76

16_생리 임신 출산 관련 호소에는 당귀작약산 …77
17_실증용과 허증용을 기억하자 …78
18_우선 급성 증상을 치료하고, 만성 증상은 천천히 치료한다 …79
19_한 눈에 딱 들어올 때는 주의가 필요 …80
20_한약을 구성하는 약재를 통해 유효성 유추를… …81
21_대황 유무로 처방을 생각하자 …82
22_약재 합산으로 작용이 변한다 …83
23_엑기스제를 합쳐 옛 처방을 만들어내자 …84
24_당귀탕은 삼기제로 산초가 들어있다. 대건중탕의 친척 같은 처방 …85
25_과거 대승기탕은 빈용 처방. 변비를 치료하면 기가 풀린다 …86
26_여성의 묘약인 사물탕과 병용한다 …87
27_통증에는 우선 작약감초탕 …88
28_반대 증상에 효과를 보이는 경우도 …89
29_'○○의 성약'을 기억하자 …90
30_조문을 읽을 수 있게 되면 오히려 주의가 필요! …91
31_구어혈제는 여성만을 위한 처방이 아니다 …92

제5장 부작용의 철칙

01_"무언가 마음에 걸리는 것이 있으면 중지하세요." …96
02_한방처방으로 인해 사망한 사례도 있다 …97
03_원인 불명 증상으로 입원했다면 어쨌든 한방처방은 중지 …98
04_마황제 투약 시, 혈압 상승, 협심증에 주의! …99
05_마황에 의해 요폐도 일어날 수 있다 …100
06_마황을 함유한 처방을 기억하자 …101
07_2~3개월에 1회는 간 기능과 칼륨 수치를 체크해 두자 …102
08_과거에는 한방처방 장기 투여를 고려하지 않았다 …103
09_저칼륨혈증 환자분에게 감초는 주의해서 처방을… …104
10_감초는 대부분의 한방처방에 포함되어 있기 때문에 감초를 함유하고 있지 않은 한방처방을 기억하자 …105
11_한방처방은 음식의 연장, 알레르기 반응이 일어날 수 있다 …106
12_지황 석고 당귀 마황 등은 위에 부담을 줄 수 있다 …107
13_보험 적용 엑기스제로 인한 유산, 조산 관련 보고는 없지만, 임신 시에는 주의가 필요! …108
14_심하진수음은 소화 기능이 약하다는 증거, 마황제는 금지라는 힌트 …109

제6장
효과 증강의 철칙

01_ 서양의학적인 사고방식과 동일하게, 복용 횟수를 늘려보자 …112
02_ 복약 횟수는 그대로 약력이 강한 것을 사용한다 …113
03_ 과감하게 마황제를 병용하자 …114
04_ 부작용 없는 다른 처방을 추가한다 …115
05_ 부자 병용, 1g/일로 시작하여 6g/일까지는 기본적으로 안전 …116
06_ 복용량을 줄여야 유효한 경우가 있다 고령자나 만성 설사 등의 경우다 …117
07_ 약재 밸런스 변경, 엑기스제를 쓸 때도 가능 …118
08_ 전체 처방과 부위별 처방의 병용 …119
09_ 피부 질환의 경우, 특히 변비 해소를! 대황에는 구어혈 효과도 있다 …120
10_ 설사로 진무탕을 복용할 때는 열복으로, 매우 뜨겁게 복용 …121
11_ 生 생강을 추가하자 …122
12_ 천천히 조금이라도 실증이 될 수 있도록, 보하는 치료를 천천히 시간을 가지고 …123
13_ 모자동복(아이의 신경이 날카로워진 것은 엄마의 흥분이 전해졌기 때문) …124

제7장
알맞은 처방이 잘 떠오르지 않을 때의 철칙

01_ 나을 수 있으니까 나아보자 …128
02_ 복진을 통해 힌트를 얻자 …129
03_ 어쨌든 곤란할 때는 시호계지탕 …130
04_ 피로, 식욕부진, 심신증이라는 키워드에 주목하여 처방을 …131
05_ Best Match! 시호제+구어혈제 …132

제8장
효과가 없을 때의 철칙

01_ 허실 판단이 틀린 것은 아닌지 의심하자, 확신은 금물, 다시 살펴보자 …136
02_ 氣 순환이 좋은 것처럼 보여도 향소산이나 반하후박탕을 사용해 보자 …137
03_ 허증의 갈근탕이라고도 불리는 진무탕을 투약해 보자! …138

04_'괴병은 수의 변' 잘 알 수 없는 호소는 수독을 의심해 보자 …139
05_맥을 진지하게 봐 보자, 아무리 보아도 실증인데, 허증일지 모른다 …140
06_첫 처방으로 돌아가 보자, 첫 처방으로 효과가 나는 경우가 있다 …141
07_구어혈제로 한번 흔들자, 그 다음 처방이 보다 유효해 질 것 …142
08_당연한 일이지만 병은 기에서 시작, 기분을 변화시켜 보자 [移精變氣] …143

제9장
한층 더 나아가기 위한 공부 힌트

01_한의약의 아날로그적 감각에 익숙해질 것, 현대의학은 특히 디지털화되어 있음 …146
02_한의약은 콘센서스 가이드라인의 집적과 뛰어난 지혜의 결정체 …147
03_콘센서스 가이드라인에는 오류도 있다 …148
04_처음에는 백지 상태로, 스텝-업은 비판적으로 …149
05_한방처방은 에도 시대 수명 연장에는 그다지 역할을 하지 못했나? …150
06_타율을 올리고 싶다면, 트래디셔널 한방을 공부하자 …151
07_고전을 읽자, 최신작부터 과거작순으로 …152
08_고전을 읽자, 그럼 고전은 절대적인가? 과거 지혜의 좋은 점을 취해가자 …153
09_적어도 자신만의 한방 월드상의 정합성은 유지하기 위해 노력하자 …154
10_자기 자신의 한방 월드를 구축하자, 우선 최소 15처방부터 …155
11_그 사람, 그 사고방식은 진짜일까? 아날로그 세계에서도 정합성은 중요! …156
12_학생이 아무리 한방처방을 공부해도 잘 쓸 수는 없다? …157
13_그런데 종교 같다는 건 뭐죠? …158

제10장
한방이론을 클리어하게

01_한방이론과 복진은 황당무계한 것인가! …162
02_실증과 허증을 가능한 간단하게, 근육량과 소화 기능에 비례한다 …163
03_실증과 허증의 임상 응용, 상대적인 것, 실증은 참을 수 있다 …164
04_실증은 항병력이 있어 증상이나 반응이 잘 나타난다 …165
05_음양과 한열은 거의 비슷하며, 디지털적으로 이해할 수 없다 …166
06_육병위, 표리는 시간 경과라고 이해를… …167
07_기허란 '기력이 부족' 인삼과 황기가 유효한 상태 …168

08_기역은 계피, 맥문동, 황련, 황금, 산치자, 복령 등이 유효한 상태 …169
09_기울은 후박, 소엽, 향부자, 목향 등으로 편해지는 상태 …170
10_혈허는 빈혈 유사 상태로 사물탕이 유효 …171
11_어혈은 목단피, 도인, 천궁, 홍화, 대황, 천골, 당귀 등이 유효한 상태 …172
12_한방처방의 구성 약재를 통해 이해한다면, 예를 들어 당귀작약산은? …173
13_수독을 치료하는 한방처방은 다종다양 …174
14_화해제로서의 시호제 …175
15_신허란 팔미지황환이 효과 있는 상태 …176
16_복진을 디지털적으로! 뭔가 간단하게 이해할 수 없을까? …177

제11장 한방처방의 진화와 미래

01_한방처방이 당연한 의료가 되도록 …180
02_'현대 한방'으로의 패러다임 시프트 현대 의료 속 가치의 변화를 이해하자! …181
03_한방처방에 대한 RCT는 필요하지만, 한방처방의 매력을 제대로 설명할 필요가 있다 …182
04_보험 적용 한방 엑기스제 사용이 확대되면 의료비 절감으로 이어진다? …183
05_전탕약과 엑기스제 어느 쪽이 좋을까? …184
06_한방처방도 새로운 영역에 사용되고 있다. 실제로는 '수증치료'도 새로운 것 …185
07_오래된 것이 존경받지 못할 수도 …186
08_마우스 이식 실험에서 볼 수 있는 것 …187
09_그전에 할 것은? 각자의 방식을 생각해 보자 …188

제12장 현대 한방 Q&A

일반 임상 관련 …192

Q01 안전한 처방을 위한 팁이 있습니까? …192
Q02 대화의 팁이 있습니까? …193
Q03 재진은 언제쯤 잡는 것이 좋을까요? …193
Q04 한방처방 지속 여부 판단은 어떻게 하면 좋을까요? …193
Q05 소아 투여량은 어떻게 하면 좋을까요? …194
Q06 성인 투여량은 어떻게 하면 좋을까요? …194

Q07 한방 엑기스제 복용 방법에 대해 알려주세요. …194
Q08 반대 효과가 나올 때가 있다는데 정말인가요? …195
Q09 호전 후 한방처방 투여 기간에 대해 알려주세요. …195
Q10 한방처방을 쭉 계속 복용해도 괜찮은가요? …195
Q11 과립을 복용할 수 없을 때에는 어떻게 하면 좋을까요? …196
Q12 마황으로 인한 메슥거림은 언제 일어나는 건가요? …196
Q13 술과 함께 복용해도 괜찮은가요? …197
Q14 양약과 한방처방을 병용할 경우, 무엇에 주의해야 할까요? …197
Q15 감초 함유 제제에 의한 부작용이 일어나기 쉬운 상태는? …198
Q16 간질성 폐렴에 대한 주의점은? …198
Q17 황금 만이 간질성 폐렴의 원인인가요? …199
Q18 마황제는 녹내장에 금기인가요? …199
Q19 한방처방으로 인해 검사 수치에 이상이 생길 수 있나요? …199
Q20 한방 제제의 칼로리는 어느 정도입니까? …199
Q21 나트륨 함유량은 어느 정도입니까? …200
Q22 칼륨 함유량은 어느 정도입니까? …200
Q23 한방처방과 와파린의 상호작용에 대해 알려주세요. …200
Q24 왜 유당으로도 알레르기 반응이 일어나는 거죠? …201
Q25 전탕약과 한방 엑기스제 중 어느 쪽이 더 유효한가요? …201

일반적인 사항에 대하여 …202

Q26 학생 교육에 대하여 가르쳐 주세요. …202
Q27 중국의 한방 엑기스제 보급에 대해 가르쳐 주세요. …202
Q28 한방이라고 불리게 된 이유는 무엇인가요? …202
Q29 같은 처방명이더라도 일본과 중국의 약재량이 다른 것은 왜 그렇습니까? …203

한방 관련 의료 행정적 사항에 대하여 …204

Q30 의료용 한방 엑기스제는 통신 판매로는 살 수 없나요? …204
Q31 한방 제제는 왜 임상시험 없이 승인 받은 것입니까? …205
Q32 한방 엑기스제제가 전탕약과 동등성이 있다는 것은 어떤 의미입니까? …205
Q33 메이커에 따라 효능 효과가 다른 것은 왜인가요? …206
Q34 메이커별 한약재 배합 비율이 다른 것은 왜인가요? …206
Q35 일반용 한방처방 매뉴얼은 무엇입니까? …207
Q36 정제나 캡슐 등 다른 제형을 만들기 위해서는? …207
Q37 전탕약으로 건강보험 적용을 받을 수 있습니까? …208

- **Q38** 승인 외 사용 방법에 대해서 알려 주세요. …209
- **Q39** 보험 적용 외 사용 방법에 대해서 가르쳐 주세요 …209
- **Q40** 처방전 쓰는 방법에 대해 알려주세요. …209
- **Q41** 의약품과 음식의 차이는 법률상 어떻게 규정되어 있습니까? …210

한방 엑기스제 조제 메이커 입장에서 …212

- **Q42** 제품 번호를 붙이는 방법에 의미가 있나요? …212
- **Q43** OTC용 한방 제제와 의료용 엑기스 가루의 차이가 있습니까? …212
- **Q44** 의약품 제조 판매지침에서 대용 가능한 것이 있습니까? …212
- **Q45** 쯔무라 망초는 무수유산 나트륨이라던데 진짜인가요? …213
- **Q46** 계지탕(桂枝湯) 등 처방명은 계지인데 왜 계피를 사용하나요? …213
- **Q47** 쯔무라 아교는 실제론 분말이라던데 정말인가요? …213
- **Q48** 건강, 생강 사용 방법은 어떻게 되나요? …214
- **Q49** 백출, 창출 사용 방법은 어떻게 되나요? …214
- **Q50** 수치는 어떻게 하는 것인가요? …214
- **Q51** 한방 엑기스제 1일량이 처방에 따라 다른 것은 왜입니까? …215
- **Q52** 빛, 온도에 대한 안정성에 대해 알려주세요. …215
- **Q53** 글리시리진과 에페드린 함량은? …216
- **Q54** 한방 엑기스제 복용 후 생약 성분의 혈중농도는? …216
- **Q55** 기업 노력에도 한계가? …216

마치면서 …219
참고문헌 …221

[시작하며]

*한의약의 세계로 들어가
꼭! 한의약의 신수(神髓)에 가까워지길…*

이 책은 《정말로 내일부터 사용할 수 있는 한방약 시리즈》 3부작에 이어 시작되는 《정말로 오늘부터 알아가는 한방약 시리즈》 첫 번째이다. '현대 한방'의 의의와 사용법, 코치 등을 철칙, 심득(心得), 힌트 등 병렬적으로 나열했다. 지금까지의 3책과 거의 비슷한 내용을 담고 있지만, 알기 쉽게 다른 각도에서 해설해 주었으면 한다는 다수의 요청이 있어 서적화한 것이다. 그리고 추후 스텝 업(step up) 용도로도 사용할 수 있을 것이다.

생각해 보면 약 35년 전, 대학 수험 공부를 하고 있을 즈음, 많은 서적에 빚을 지었다. 그 서적들 중에는 같은 내용이지만, 다양한 측면에서 알기 쉬운 해설을 해준 책이 있었다. 그런 책에 도움 받아 공부하게 되면 기억에 남는 것이 급격히 증가했던 생각이 난다. 같은 내용을 이미 더 썼으니까 더 이상 필요 없다고 생각하기도 했었지만, 그것은 내 착각이었다.

독자인 선생님들께서 알기 쉽게 '현대 한방'을 이해하기 위해서라면, 이 책도 필요하다고 다시 생각하게 되었다. 이미 출간된 정말로 내일부터 사용할 수 있는 한방약 시리즈 2권, 《정말로 내일부터 사용할 수 있는 한방약 7시간 속성 코스》《플로차트 한방약 치료》《간단 한방처방》을 읽은 후에 이 책을 보는 분들은 이해하기 조금 더 쉬울 것이라 생각한다. 하지만 이 책부터 읽어도 괜찮다.

이 책을 구성하는 지식의 기본은 마쓰다 구니오 선생 옆에서 배운 지혜와 마쓰다 구니오 선생의 강의 내용이다. 그것에 내 나름의 시점을 추가한 것이다. 그렇기 때문에 이 책 내용의 근원은 마쓰다 구니오 선생에게 있으며, 책임은 저에게 있음을 밝힌다.

여러분이 '현대 한방'을 공부하면서, 각자의 머릿속 정리가 발전해 가는데 도움이 된다면 좋겠다. 그리고 '현대 한방'의 입장에서 한의약의 세계로 들어가 꼭! 한의약의 신수(神髓)에 조금이라도 가까워지길 바란다.

니미 마사노리(新見正則) 씀

모던 한방처방으로의 패러다임 시프트

트래디셔널 한방처방	서양의학의 보완의료인 한의약(모던 한방처방)
「한의학 치료」	「한의약 치료」　　　(오츠카 케이세츠 저작집에서)
한의사가 처방한다	서양의가 처방한다
달이는 약에 중점	엑기스제제만 사용함
모든 병을 낫는 것을 목표	서양의학에서는 치료되지 않는 것이 메인 타깃
가상병리 개념에 기초	현대 의학적 시점에서의 이해를
고전이 전부	고전을 처음부터 읽을 필요는 없음
한의학 진료는 필수	한의학 진료는 하는 편이 좋지만 필수는 아님
경험이 필요	내일부터라도 처방 가능
장래에는 이쪽도 하고 싶음	우선 이쪽부터 시작하자
유효성은 비교적 높음	효과가 없을 때에는 순차적으로 처방을 변경하면 됨

위 표는 트래디시널 한방처방에서 모던 한방처방으로의 패러다임 시프트를 보여준다. 패러다임 시프트란, '인식 방법' '사고방식' '상식' '지배적 해석' '구태의연한 사고방식'의 변환을 의미하는데, 이 역전의 발상이 '현대 한방'의 근간이 된다. 서양의(西洋醫)를 위한 보완의료로서 현대 서양의학적인 치료로는 치료되지 않는 증상에 보험 적용이 되는 엑기스제제를 사용하여 치료를 해간다. 한의약 고전을 읽는 편이 좋지만 꼭 읽지 않아도 되며, 복진(腹診)을 할 수 있는 편이 좋지만 꼭 할 수 있지는 않아도 된다. 그 대신, 처음 선택한 처방이 바로 딱 맞지는 않을 수도 있다는 것을 의사도 환자도 이해해 두어야만 한다. 그런 결점은 한방 엑기스제제를 순차적으로 변경해 가면서 보충할 수 있다. 의사와 환자의 협동 작업으로 적절한 한방처방을 찾아가는 것이다. 이 패러다임 시프트를 이해하고, 편안한 마음으로 곤란해 하고 있는 환자에게 도움을 줄 수 있다면 어떨까?

제 1 장

규범

規範
현대 서양의학은 과학적 윤리적으로 모양새가 좋은 치료 방법이긴 하지만, 몸 전체를 보며 건강하게 하지는 못한다. 자기 방식대로 한방의학을 연구해 가겠다는 장대한 꿈은 일단 멈추자. 아날로그적인 한의약의 세계에는 다양한 이론이 병립해 있다. 우선, 자신이 이해하기 쉽고, 납득하기 쉬운 설명을 해주는 선배 흉내를 내본다. 한의약에서 서양의학과 비슷한 수준의 과학적 근거를 찾고, 높은 타율을 기대하며 처방하려다가는 금방 싫증을 느끼게 될 것이다. 이 책은 한의약이 임상에서 유효하다는 것을 체감한 후, 보다 깊게 알아가고자 할 때 복습을 겸해 읽으면 좋을 책이다.

● 현대 한방 규범 **1**

의사가 서양의학에 대한 보완의료로 엑기스 한방처방을 사용한다

일본에서는 의사 면허만 가지고 있으면 한약을 처방할 수 있다. 중국과 한국처럼 한의학 교육을 학부 시절부터 완전히 별도로 진행하는 것과는 다른 상황이다. 따라서 서양의학을 하는 의사가 한약을 처방할 수 있으므로, 현대 서양의학으로는 치료할 수 없는 증상이나 호소를 보험 적용이 되는 엑기스 한방처방으로 치료해 보자는 것이 내가 주장하는 '현대 한방'의 기본적 입장이다. 그렇기 때문에 꼭 '한방전문의'가 되지 않아도 된다(역자 주: 일본에는 동양의학을 하는 의사들의 학회로 일본동양의학회가 있다. 일본동양의학회에서는 일정 교육을 수료하고 나면 '한방전문의' 자격을 수여한다). 눈앞에 있는 환자의 괴로움을 조금이라도 편하게 해주고 싶은 의사를 위한 한의약이다.

절대조건 絕對條件

'현대 한방'의 절대조건은 서양의학적인 진단과 치료는 시행한다는 것이다. 하지만 그냥 한방처방만 받고 싶어 하는 환자들도 있을 것이다. 그럴 때는 서양의학적인 치료를 병행하면서 진행하자고 권유한다. 한의약만으로 해결하겠다고 마음먹는 것은 위험하기 짝이 없는 일일 수 있다. 어디까지나 한의약은 서양의학의 보완의료로 사용하는 것으로 생각해야 한다.

코멘트 COMMENT

서양의학을 공부한 의사들의 박해를 받은 과거의 한방의들은(역자 주: 일본은 메이지유신 이후 한방의 제도를 폐지했다) 심정적으로 서양의학에 적의를 가지고 있는 것 같다. 그래서인지 서양의학적인 치료를 완강히 부정하는 '한방명의'들도 있다. 하지만 현재와는 상황이 다르다. 또한 의사인 우리들이 서양의학적인 치료를 우선시하는 것은 어찌 보면 당연한 일이다. 서양의학 적용에 한계를 느낄 때, 한의약 치료를 사용한다. 이 규범을 지켜가며, 환자와 함께 환자에게 적합한 한방처방을 찾아가 본다.

● 현대 한방 규범 **2**

서양의학적인 처방을 대하듯 하면
금방 싫증나게 될 겁니다

한의약은 현대 서양의학과는 다른 시점에서 몸 전체를 치료하는 지혜다. 바로 이것이 한의약의 대단함이다. 현대 서양의학은 과학적 윤리적으로 모양새가 좋은 치료 방법이긴 하지만, 몸 전체를 보며 건강하게 하지는 못한다. 한의약에서 서양의학과 비슷한 수준의 과학적 근거를 찾고, 높은 타율을 기대하며 처방하려다가는 금방 싫증을 느끼게 될 것이다. 현대 서양의학에도 한계가 있다는 것을 납득하고 한의약의 단점과 장점을 이해하면서, 한방처방을 사용해 본다.

포인트 POINT

《간단 한방처방》에서 한의약에 대한 첫 접근법에 대해 상세히 설명했다. 꼭 참고하길… 그리고 자기 방식대로 한방의학을 연구해 가겠다는 장대한 꿈은 일단 멈추자. 아날로그적인 한의약의 세계에는 다양한 이론이 병립해 있다. 우선, 자신이 이해하기 쉽고, 납득하기 쉬운 설명을 해주는 선배 흉내를 내본다. 자기만의 방식대로가 아니라 선배들의 방식을 따라가는 것이 숙달의 지름길이다.

코멘트 COMMENT

천재는 선배 흉내를 내지 않고, 자기 자신만의 힘으로 미지의 세계를 개척해간다. 고토 로산(後藤良山)이나 요시마스 토도(吉益東洞)도 그러했다. 하지만, 그건 특별한 천재이기 때문에 가능했던 것이라 생각한다. 지금 이 '현대 한방' 시리즈는 10년 전 한방처방 같은 건 내 진료에 필요 없다고 생각하던 저자 자신이 운 좋게 은사 마쓰다 구니오 선생에게 사사 받아, 10년에 걸쳐 겨우 다다른 길을 수년 만에, 아니 좀 더 짧은 시간 내에 지금은 한의약을 싫어하는 의사 선생님들도 도달하길 염원하며 만든 책이다.

● 현대 한방 규범 **3**

漢方, 캄포우(カンポウ), Kampo 무엇이 좋을까?

이 책의 목적은 '현대 한방'이라는 개념을 의사(서양의학을 전공한 양의사) 선생님들에게 보급, 계몽하는 것이다. 따라서 가능한 한자어 漢方 대신 '캄포우(カンポウ; 역자 주–일본어로 한방에 대한 가타카나 표기)'로 표기하려 한다. 과거의 지혜라는 측면에 무게를 둘 때는 한자인 漢方으로 표기하여, 漢方 엑기스제, 漢方藥 등으로 사용했다. 로마자 표기인 Kampo로도 가나표기 대신 활용할 수 있을 것 같다. 한자로 漢方이라 표기하는 것만으로도 거부반응을 보이는 선생님들도 흥미를 가지실 수 있도록 작전을 짜 본 것이다.

포인트 POINT

시코쿠에서 강연을 진행하던 어느 날이었다. 신칸센으로 오카야마까지 가서, 다시 마츠야마로 향하는 특급열차로 갈아탔다. 그 열차 안에서 우연히 이전에 신세를 졌던 모 국립대학 전 병원장님을 만나게 되었다. 제가 한방(漢方) 강연을 가는 길이라고 이야기 하자, 우선 '漢方'이라는 단어의 '漢'이 싫다고 했다. 그 후 여기저기에서 많은 의견을 들어본 결과, 확실히 동일한 의견이 많았다. 그래서 캄포우(カンポウ)라고 가타카나로 표기하기로 했다.

코멘트 COMMENT

사실 漢方, 캄포우(カンポウ), Kampo 모두 사용할 수 있다. 나는 의사 선생님들이 지금의 의학으로 치료되지 않는 증상과 호소에 보험적용 한방 엑기스제를 사용했으면 한다. 그리고 그러한 과정을 통해 환자분들이 나았으면 할 뿐이다. 漢方을 캄포우(カンポウ)라고 쓰는 것만으로 내 책을 읽어주는 분들이 늘어난다면, 그리고 '한의학팬'이 되어주었으면 하는 것이 제 소망이다. 캄포우(カンポウ)라고 쓴다고 해서 한의약의 매력이 감퇴되는 것은 결코 아니니까.

● 현대 한방 규범 4

'현대 한방'에 트래디셔널 한의약의 지혜를…

'현대 한방'에서는 보험적용 한방 엑기스제를 사용한다. 그리고 처방 선택을 위해 점차 트래디셔널 한의약을 공부하고 사용해 가는 것이, 바로 이 책에서 제시하는 스텝 업(step-up) 작전이다. 플로차트(flow chart)로도 그럭저럭 효과를 볼 수 있겠지만, 조금 더 타율을 높이고 싶을 때에 사용해야 하는 것이 바로 이 책이다. 한의약이 임상에서 유효하다는 것을 체감한 후, 보다 깊게 알아가고자 할 때 복습을 겸해 읽으면 좋을 책이다.

포인트 POINT

'현대 한방'이라는 개념에서 멀어지지 않으면서 과거 한의약의 지혜를 이해하기 위해서 "현대 한방에 트래디셔널 한의약의 지혜를" 겸용해야 한다고 생각한다. 지금 '현대 한방'이라는 사고방식에서 아예 탈피하여 트래디셔널 한의학으로 넘어가는 교두보를 마련하자는 것이 아니다. 보험 적용 한방 엑기스제를 사용하며, 환자를 치료할 수 있는 과거 한의약의 지혜를 병용하는 것이 철칙이다. 이러한 '현대 한방'의 입장을 잊지 않으면서, 타율을 올리기 위한 작전이 바로 이 책의 내용이다.

코멘트 COMMENT

'현대 한방'의 한계, 한방 엑기스제로 하는 치료의 한계를 알고, 그래도 한방처방으로 치료해 보고자 하는 마음이 생긴다면, 전탕약을 처방해 봐야한다. 전탕약을 사용하면 보험 적용 한방 엑기스제 이외의 한방처방을 조제할 수 있다. 또한 보험 적용 한방 엑기스제 내 구성 약물을 가감하는 것도 가능하다. 그리고 약재 추가도 가능해져, 임기응변 능력이 강해진다. 이런 것은 한방의학을 전문으로 하는 '한방전문의'에게 맡겨두자. 지금은 우선, 보험 적용 한방 엑기스제에 대한 엑기스 엑스퍼트가 되어 보지 않겠는가?

제 2 장
외래진료 때

지켜야 할 사항

心得
현대 서양의학으로 치료되지 않는 증상과 호소가 주요 목표다. 현대 서양의학으로 낫지 않는 것이다 보니, 한방 치료를 적용할 때도 당연히 어렵다. 그럴 땐, 편안하게 환자분과 함께 조금이라도 증상 개선에 유효한 한방처방을 탐색해 보자. 그리고 그 과정을 즐겨보자. 이런 태도가 매우 중요하다. 서양의학으로는 개선되지 않았던 호소가 조금씩이나마 좋아진다면, 환자도 의사도 매우 기쁘지 않을까?

● 현대 한방　외래진료 때 지켜야 할 사항 **1**

"뭔가 힘드신 점은 없나요?"라고 언제나 물어보자

서양의학밖에 모르던 시절에는 "뭔가 힘드신 점은 없나요?" 같은 열린 질문은 하기 힘들었다. 내 영역 이외의 상담이라도 하게 되면 곤란했기 때문이다. 그래서 내 진료 영역 관련 질문을 할 때는 "예스 또는 노"라고 대답할 수 있는 질문을 하곤 했다. 한의약을 손에 넣게 되면서 언제나 "뭔가 힘드신 점은 없나요?"라고 묻고 있다. 한의약을 손에 넣음으로써 종합 임상의가 되었기 때문이다. 무엇이든 낫게 해드릴 수 있게 된 것이다.

포인트 POINT

상담하다가 서양의학적인 진단과 치료를 이미 받았다는 것을 확인하게 되면, "한방처방이라도 괜찮으시면 한 번 시도해 보실래요?"라는 질문을 던진다. "한방처방 같은 건 필요 없어요."라고 대답한다면, '음~ 그 정도 호소인거구나'라고 생각하며, "저는 더 상담해 드릴 것이 없네요."라고 대화를 마무리 한다. 이렇게 되면, 외래를 아주 편안하게 진행할 수 있기 때문이다. 한의약을 손에 넣어, 이러한 안정감을 꼭 누려보길 바란다. 외래가 매우 편안해지고, 즐거워 질 것이다.

코멘트 COMMENT

의사(서양의학 전공 양의사)에게 한의약은 변화구다. 의사들은 각각의 전문 영역에서 현대 서양의학으로 대처해 가고 있다. 그런 직구 승부를 하다보면 직구만으로는 대처할 수 없는 상대를 만나게 된다. 그때, 변화구인 한의약을 사용하면 된다. 변화구만으로 승부를 내는 것도 또 어려운 일이다. 직구를 능가하는 변화구가 필요하다. 우리들은 의사(양의사)이므로 직구를 익히고, 변화를 섞어 던지는 것이 최고가 아닐까 생각한다.

● 현대 한방 외래진료 때 지켜야 할 사항 **2**

한의약은
몸 전체를 치료한다는 것을 이해하자

한의약은 생약 합산의 지혜다. 서양 약제는 경험적으로 유효한 생약 또는 토양이나 곰팡이 등에서 다양한 원 피크(one peak)를 탐색해 낸 것이다. 또는 원 피크를 화학 합성한 것이다. 이런 것을 만들 수 없었던 시대의 지혜는 합산의 지혜였다. 지금의 관점에서 생각해 보면 말도 안 되는 지식으로 열심히 치료해 왔던 것이다. 병태론이 조금 괴상하게 느껴질 순 있지만, 몸 전체를 좋게 할 수 있다. 그래서 한방처방을 복용하다 보면 몸 전체가 좋아지는 것을 경험하게 된다.

포인트 POINT

환자의 증상, 호소와 치료 방법을 높은 타율로 연결하기에는 현대 서양의학적인 병명이 매우 편하다. 같은 위(胃) 통증이라고 해도, 위암·위궤양·위염 등 각각의 병태에 따라 양약은 처방이 달라진다. 한의약에서는 심와부 통증을 통증에 대해서만 대처할 뿐, 각각 현대의학적인 병인론에 대한 대처는 하지 않는다. 조금 죄송스런 말일 수도 있는데, 보완의료로 사용하여 증상, 호소를 치료하는 것을 목표로 삼기에 한방처방은 결코 나쁘지 않은 선택지다.

코멘트 COMMENT

나 자신의 체험이다. 계지복령환(桂枝茯苓丸)과 대시호탕(大柴胡湯)을 7년 가까이 복용하며 체중은 90kg에서 70kg 전후로, 허리둘레는 93cm에서 78cm로 줄어들었다. 꽃가루 알레르기로 양약을 복용하게 되는 빈도도 줄어들었으며, 숙면감이 늘고, 어깨 결림도 없어졌으며, 대변 상태도 좋아져 후배에게 수술 받으라는 권고를 들었던 영국에서부터 가지고 있던 치질도 모두 나았다. 그러한 다양한 증상이 치료되는 경험을 하여 한의약에 빠지게 되었다.

● 현대 한방 외래진료 때 지켜야 할 사항 3

바쁜 외래에서 꼭 모든 환자에게 복진할 필요는 없다

한의약을 전문으로 하는 선생님들은 당연히 한의학적 복부진찰(복진)을 해야 한다고 생각할 것이다. 왜냐하면 그것이 역사적인 한의약 진료 방법 중 하나이기 때문이다. 하지만 서양의학의 보완의료로서 한의약을 사용하려 하는 우리들 입장에서는 어떨까? 나는 시간이 허락한다면 복진(腹診)은 꼭 시행하는 것이 좋다고 생각한다. 즉, 진료가 바쁠 때에는 꼭 모든 사람에게 복진할 필요는 없다고 생각하는 것이다. 모든 사람에게 하려고 마음 먹다보면, 외래가 돌아가질 않게 된다. 필요할 때만 하는 것이 좋다.

포인트 POINT

한의약을 좋아하는 환자분들 중에 복진을 받지 않으면 제대로 된 '한의진찰'을 받지 못했다고 생각하는 분들도 있다. 따라서 시간이 허락한다면 공부할 겸, 복진을 하는 것에는 대찬성이다. 하지만 많은 환자들을 기다리게 하면서까지 꼭 모든 환자에게 시행할 필요는 없다고 생각한다. 나는 한방처방 선정을 고민하다가 어려움을 느낄 때만 복진을 하고 있다. 평소 아예 배를 진찰하지 않으면, 꼭 필요할 때, 복진을 해도 무언가 새로운 정보를 얻기 어렵다.

코멘트 COMMENT

복진의 중요성에 대한 각자의 생각은 모두 다를 것이다. 적어도 중국의 중의학이나 한국의 한의학을 하는 선생님들은 복진보다는 맥진(脈診)을 중시할 것이다. 일본 한방의학계에도 복진을 하지 않으면 처방 선택을 절대 할 수 없다고 말하는 선생님들도 있고, 복진은 가능하면 할 줄 아는 것이 좋다는 정도의 입장을 가진 선생님들도 계시다. 처음에는 '공부'로 생각하며 복진을 해보고, 진료를 계속하면서 각각 개인별로 자신의 진료에 있어서 중요성 여부를 판단하면 좋을 것 같다.

● 현대 한방　외래진료 때 지켜야 할 사항 **4**

맥은 반드시 짚자, 스킨십을 위해서라도

일본 한방은 에도 시대에 독특한 진화를 추구한 것으로 알려져 있다. 복진에 중점을 두었던 것이다. 맥은 급성 질환에서는 중요하게 여겼지만, 무엇보다 복진이 한방 진료에서 중요하다고 생각했다. 앞으로 외래진료 때에 맥을 짚자. 시간은 10초 정도면 된다. 환자와 접촉한다는 것이 매우 중요하다. 맥을 보면, 다양한 변화를 느낄 수 있다. 그것이 실제 처방 선택으로 이어지는 경우는 적더라도, 꼭 시도해 보자.

예외 例外

서양의학적 진단과 치료는 디지털 감각이다. 외래에서도 전자 차트를 쓴다. 환자분을 부를 때도 밖에 게시된 번호로 한다. 환자분과 얼굴을 맞댈 일도 없이, 디지털 데이터를 설명하고, 전자 차트에 입력하고 진료를 끝내버리기도 한다. 하지만, 꼭 맥을 짚어보자. 그것만으로도 환자분은 인간적으로 친근감을 느낀다. 10초면 가능한 일이다. 이런데 맥은 짚지 않을 이유는 그 어디에도 없다고 생각한다.

코멘트 COMMENT

단 10초 맥을 짚은 것만으로도 꽤 좋은 결과를 얻을 수 있는 것이다. 연세가 있으신 분들은 건강할 때는 충실하고 명확한 맥이 나오는데, 강하고 깊게 누르면 큰 맥이 느껴진다. 건강하지 않고 약할 때는 지금이라도 사라져 버릴 듯한 맥이 나타난다. 맥의 전문가가 될 필요는 없다고 생각하지만, 모처럼 가능하다면, 매회, 손목의 맥을 짚어가며 진료하는 것이 어떨까 생각한다. 환자분도 만족감이 커지고, 우리도 공부가 될 것이다. 경우에 따라서는 처방 선택의 힌트가 되기도 한다.

● 현대 한방 외래진료 때 지켜야 할 사항 **5**

목표는 의사도 환자도 만족! 그래도 가볍게

단지 한방처방을 처방만 하는 것이라면 기계로도 가능할 것이다. 중요한 것은 한방처방을 사용하고, 그 과정을 통해 만족감을 유도하는 것이다. 이를 위해 우선, 목표 설정이 중요하다. '현대 한방'은 서양의학으로 치료되지 않는 호소나 증상을 상대한다. 서양의학으로 간단하게 치료되지 않던 것이 한방처방을 만나는 순간 바로 치료되는 것은, 사실 무리인 경우가 대다수다. 이때, "완전히 치료해 버리겠다."라는 거창한 목표를 세우면 의사도 환자도 서로 불행해진다. "조금이라도 좋아지는 것"을 목표로 잡자.

예외 例外

급성기 질환인 감기 같은 질환에 대한 효과는 양약과 비교했을 때 전혀 손색이 없다. 물론, 한방처방 쪽이 더 낫다고 생각한다. 물론 그런 영역도 있지만, 현대 서양의학으로 치료되지 않던 호소가 한방처방을 만나는 순간 나아버리는 일이 일어날 가능성은 적다. 그런 가능성이 낮은 것을 목표로 삼게 되면, 의사 환자 모두 불행해진다는 의미다. 그래서 오츠카 게이세츠(大塚敬節) 선생은 "그렇게 빠르게 약을 바꾸어 버리면, 약 효과가 나올 여유가 없다."라고 말씀하셨던 것이다.

코멘트 COMMENT

증상에서 완전히 탈출하는 것이 최고지만, 조금씩 좋아지는 것을 느낄 수 있다면 그것만으로도 환자는 꽤 만족할 수 있다. 현대 서양의학의 보완의료로서는 그러한 입장에서도 충분히 환자분을 만족시킬 수 있다. 그 누구도 처리하기 어려웠던, 또는 서양의학으로는 개선되지 않았던 호소가 조금씩이나마 좋아진다면, 환자도 의사도 매우 기쁘지 않을까?

● 현대 한방 외래진료 때 지켜야 할 사항 **6**

환자분과 함께 적절한 한방처방을 탐색 그 과정을 즐겨보자

'현대 한방'에서는 현대 서양의학으로 치료되지 않는 증상과 호소가 주요 목표다. 현대 서양의학으로 낫지 않는 것이다 보니, 한방 치료를 적용할 때도 당연히 어렵다. 그럴 땐, 편안하게 환자분과 함께 조금이라도 증상 개선에 유효한 한방처방을 탐색해 보자. 그리고 그 과정을 즐겨보자. 이런 태도가 매우 중요하다. 그리고 환자분의 호소에 진지하게 귀 기울이고, 한방처방이 그 증상에 어느 정도의 변화를 만들어 냈는가를 즐겁게 파악해보자. 그러다 보면 해결 방안이 나온다.

포인트 POINT

환자 중에는 '같이 약을 찾아보자는 것'을 의사의 태만이라고 생각하는 분도 있다. 의사에게 전부 맡겨 두었으니, 그쪽에서 적절한 약을 선택해 주는 것이 맞다고 생각하는 사고방식이다. 이것은 서양의학에서는 성립되는 방식이지만, 현대 서양의학적인 병명이라는 중매인의 중개를 거치지 않고, 증상과 처방을 바로 연결 짓는 한의약 치료 과정에서는 이렇게 환자의 발언을 통해 도출되는 정보가 매우 소중하다. 거기에 협력하려 하지 않는 환자분은 어느 의미에서 불행한 사람들이다.

코멘트 COMMENT

이전에 호소했던 증상이 좋아졌음에도 또 새로운 증상을 찾아내는 환자분들이 있다. 이런 분들은 참 민폐다. 그래도 그것이 병이라고 생각해 주는 것도 한방을 손에 넣어야만 가능하다. 그럴 때 제1선택지가 되는 처방이 가미소요산(加味逍遙散)이다. 반면, 그다지 좋아지지 않는데도, "덕분에 잘 지냅니다."라며 언제나 예의를 차리는 환자분들도 있다. 그런 분들에게는 오히려 머리가 숙여진다. 그럴 때일수록, 자신의 한심함을 느끼게 된다.

● 현대 한방 외래진료 때 지켜야 할 사항 **7**

처음부터 처방이 딱 맞을 것이라는 기대는 하지 말고, 나아가는 기분을 중요하게!

대단한 발상이다. 서양의학적인 처방 방법에서는 감히 생각할 수도 없는 입장이다. 그래도 서양의학의 보완의료로서 한방처방을 사용, 곧 서양의학으로는 치료되지 않는 호소와 증상에 한방처방을 사용할 때에는 그렇게 간단하게 처음부터 치료되지 않는다. 오히려 '처음부터 맞을 수는 없지'라고 편안하게 생각하며 진단하고, 가장 적절한 한방처방을 탐색해 가는 것이 중요하다. 약을 복용시키면서 진단해 가는 것도 작전 중 하나로 이해해 두자.

예외 例外

급성 질환의 경우, 이런 말을 할 상황이 아니다. 급성 질환 치료 시, 처방 선택이 잘못되면 환자는 사망할지도 모른다. 그렇기 때문에 옛날 사람들은 확실하게 고전을 읽고 한방 진료를 시행했으며, 경험을 쌓은 후에 데뷔하라고 했던 것이다. 하지만 '현대 한방'에서는 지금의 의학으로 치료할 수 없는 경과가 긴 호소가 주요 목표다. 조금 돌아가더라도 나을 수 있으면 되는 것 아닐까?

코멘트 COMMENT

서양의학으로만 치료를 했을 때에는, 약이 효과를 보이지 않을 때, 환자가 나쁘다고 마음속으로 생각했다. 환자가 특이체질이라서 효과가 없다고 본 것이다. 하지만 한의약을 공부하기 시작하면서 '내 공부가 부족하기 때문에 환자를 낫게 하지 못하는 군'이라고 생각하게 되었다. 한의약은 의사를 겸허하게 만든다. 기본적으로 의사 쪽에 처방 선택 우위권이 있는 서양의학의 경우, 도달할 수 없는 감각이다. 한의약의 경우, 환자분의 호소를 진중하게 듣지 않으면 처방을 선택할 수 없다.

● 현대 한방 외래진료 때 지켜야 할 사항 **8**

한방 치료는 양생 중 하나 한의약에만 의지하면 안 된다!

한방 치료는 양생(養生) 중 하나라고 생각한다. 생활 습관 개선을 소홀히 해서는 한방처방도 무효하다. 생활 습관을 개선하면서 한방 치료를 해야 한다. 그렇지 않으면 한방 치료도 그 유효성에 한계가 있다. 한방처방을 투약하는 것으로만 멈추지 말고, 다양한 생활 지도도 해야 한다. 곧 한의약을 사용하면서, 환자분의 생활에도 적극적으로 개입하는 것이 필수적이다. 환자분의 몸 전체, 그리고 생활 전체를 진료하는 것이 중요하다.

포인트 POINT

비만 해소 한약을 달라고 하더라도 나는 그런 한방처방은 없다고 단호히 말한다. 무엇이든 먹고, 운동도 하지 않는 그런 사람 살을 빼줄 수 있는 한약이 있을 리 없다. 그렇게 좋은 약이 있다면 비만이 있을 리가 없지 않을까? 다양한 노력을 해도 잘 살이 빠지지 않는 사람에게, 그 노력을 계속한다는 전제에서, 한방처방을 투약한다면 효과를 볼 수 있을 것이다. 그런 사람은 한방처방을 복용하면, 둑이 허물어지듯 살이 빠지기 시작한다.

코멘트 COMMENT

비만 유전자가 발견되어도, 비만의 기전에 핀 포인트(pin point)로 유효한 과학적이고 논리적인 양약이 개발되더라도, 비만은 없어지지 않을 것이라 생각한다. 어느 경로를 차단하더라도 반드시 다른 경로가 보완하여, 그대로 비만을 유지할 것이라고 생각한다. 바른 건강관리가 전제되는 상황에서 약물 치료의 효과가 나타난다는 당연한 진리를 잊지 말아야 한다. 이것은 서양의학에서도 당연한 진리이지만, 현대인들은 왠지 이해하고 싶어 하지 않는 것 같다.

● 현대 한방 외래진료 때 지켜야 할 사항 **9**

병에 걸린 연수의 절반 정도가 필요하다

'현대 한방'의 기본적 입장은 서양의학으로 치료되지 않는 호소에 대한 치료다. 환자분들에게 "한방처방도 시도해 보시겠습니까?"라고 물으면, "얼마 정도면 나아지나요?"라고 반문하는 경우가 있다. 그럴 때 "오츠카(大塚) 선생은 이환된 연수(年數)의 반 정도가 필요하다고 이야기 했습니다."라고 답한다. "우선 조금이라도 좋아지도록 힘내봅시다."라고 덧붙이면 더 좋다. 그동안 그토록 괴로웠던 증상이 마치 마법처럼 한 번에 확 나을 리는 없으니까.

포인트 POINT

경과가 짧은 병은 한방처방으로도 빨리 낫는다. 예를 들어 감기 같은 경우, 반일 만에 승부가 난다. 그렇지만 몇 년이나 앓아온 병이나 호소가 아주 간단하게 나을 리는 없다. 이런 사항은 의료하는 쪽에서 보면 당연한 일이지만, 환자분들은 잘 이해하지 못한다. 최초의 목표는 의사도 환자도 상호 만족할 수 있는 정도로, 높지 않게 잡는 것이 중요하다. 마음 편안하게 복용하고, 마음 편히 처방하기 위해서라도 이런 목표 설정은 중요하다.

코멘트 COMMENT

이전에는 병이나 호소가 치료되어야만 환자분이 만족할 수 있다고 생각했다. 지금도 물론 그렇게 생각하고는 있지만, 다른 측면의 만족도 있다. 구렁텅이에 빠진 공포에서 해방되어, 조금씩이나마 좋은 상태로 향해가는 것, 변화는 없지만 악화되지는 않는 것, 그런 상태라도 납득할 수 있다면, 그것만으로도 안심하게 된다. 어떤 의미에서는 당연한 이런 것을 한방처방을 사용하면서 알게 되었다. 환자분들도 함께 다가가는 것이 중요하다.

● 현대 한방 외래진료 때 지켜야 할 사항 **10**

환자와의 이별도 깨끗이,
"더 이상 어쩔 수 없습니다"라고 말하자!

'현대 한방'에서는 처방을 변경하며 적절한 치료를 탐색하는 과정을 거친다고 말했다. 하지만 그것도 4~5회 정도로 해야 한다. 그 정도로 처방을 변경해 봐도 전혀 병이나 호소의 변화가 보이지 않을 때는 "저로선 더 이상 어쩔 수가 없습니다."라고 깨끗이 말을 해야 한다. 환자분에게 다른 의사를 찾아보도록 권하자. 또 새로 만난 의사가 해결법을 발견할 지도 모른다. 비슷하게 다른 의사가 한방처방을 처방해도 낫지 않던 환자가 내 치료를 받은 후 낫기도 한다. 이런 걸 "후의(後醫)가 명의(名醫)!"라고 한다.

포인트 POINT

어쨌든 한방처방을 사용하여 진료하게 되면, 다양한 환자분들이 모이게 된다. 그 중에는 정말 정신과적인 분들도, 클레이머(claimer) 같은 분들도 있다. 그런 상황도 모두 포함시켜 질병이라고 생각하면 일단은 처방할 수 있는 방법도 있지만, 깊게 관여하는 것은 금물이다. 적절한 거리를 유지하며 치료할 수 있는 것만 치료하자. 모든 것을 치료하겠다고 생각하지 않는 것이 오히려 마음 편하다. 다른 환자분들을 제대로 진료하기 위해서라도 필요한 태도라고 생각한다.

코멘트 COMMENT

한방처방이 아닌, 서양의학으로 치료해야만 하는 증상이나 호소가 있다. 한의약적으로 말하면 "서양의학으로 치료해야만 하는 증(證)"이다. 그런 호소를 한방처방으로 치료하는 것은 자제해야 한다. 또한 이해력이 없는 사람들(예를 들어 치매 환자)에게 열심히 설명하는 것도 시간 낭비이기도 하며, 조금 위험하다. 그런 사람들에게서 클레임이 꽤 많이 발생하므로, 가족이나 보호자분들에게 동석해 달라고 부탁해야 한다. 이해력이 떨어져 있는 환자와만 하는 진료는 상당히 위험하다.

● 현대 한방 외래진료 때 지켜야 할 사항 **11**

한방처방 이름은 바르게 읽을 수 있도록, (잘못 읽으면) 보기 안 좋으니까!

서양의학의 보완의료로서 한방처방을 사용할 때, 드물게 복약 지도를 하던 중, 약 이름을 잘못 읽어 보기 안 좋은 경우가 있다. 환자분으로부터도 신뢰를 잃을 수 있다. 한방처방을 한자로 쓸 수 있을 정도가 될 필요는 없다. 하지만 바르게 읽을 수 있게끔 해야 한다. 처음에는 약 번호로 한방처방을 기억하겠지만, 번호보다는 이름으로 기억해 두는 편이 추후에 더 편리하다.

포인트 POINT

한방처방은 여러 약재 합산의 결과다. 따라서 한약재명을 읽을 수 있게 되면 한방처방도 읽을 수 있게 된다. 많은 한자가 나열되어 있으면 어디서 끊어 읽어야 할지 알 수가 없다. 한약재명은 대부분 2글자다. 예외만을 기억두자. 1자인 것은 출(朮)이며, 창출(蒼朮), 백출(白朮)로 쓰면 2글자가 된다. 3글자 한약재는 "자(子)"나 "인(仁)"이 붙은 경우가 많은데, 의이인(薏苡仁), 마자인(麻子仁), 산조인(酸棗仁), 오미자(五味子), 차전자(車前子), 빈랑자(檳榔子), 향부자(香附子), 산치자(山梔子) 등이 있다. 자! 이제 끊어 읽을 수 있겠지? 이젠 읽을 수 있을 것이다.

코멘트 COMMENT

3글자짜리 한약재면서 "자"나 "인"이 붙어 있지 않은 것을 기억해 둔다. 맥문동(麥門冬), 오수유(吳茱萸), 자감초(炙甘草), 인진호(茵蔯蒿), 목단피(牡丹皮) 등이 있다. "○○加△△湯"은 ○○한방약+△△약재, "○○合△△"는 ○○한방약+△△한방약이다. 한자가 쭉 나열되어 있더라도 끊어 읽을 곳을 알게 되면 쉽다. 한약재 한 글자씩만 따서 나열한 경우도 있다. 영계출감탕(苓桂朮甘湯)은 복령(茯苓), 계피(桂皮), 창출(蒼朮), 감초(甘草)로 구성된다. 자세한 것은 《간단 한방처방》을 참고.

● 현대 한방 외래진료 때 지켜야 할 사항 **12**

보험 병명은 가능한 정합성을 맞춰라

서양의학의 보완의료로 한방처방을 사용할 때, 절대조건이 하나 있다. 바로 건강보험 적용이다. 이 조건이 갖추어져야 보험 진료시설에서 보완의료로 병용할 수 있다. 보험 외에 진료를 하자면, 다른 것 중에도 유효한 것이 있을지 모른다. 내가 보험 진료에 매달리는 이유는 그래야만 그다지 고가의 진료비를 사용하지 않아도 한방처방을 사용할 수 있기 때문이다. 그래야 국민 전체의 건강에 빈부 격차에 상관없이 공헌할 수 있다.

포인트 POINT

한방처방은 몸 전체를 치료한다. 그래서 좀 거칠게 말하면, 한 처방이 다양한 병을 낫게 할 수 있다. 보험 병명은 비교적 높은 비율로 치료되는 질병을 열거한 것이다. 따라서 보험 병명 이외의 질병에도 유효하다는 것은 한방처방을 사용해 본 입장에서는 당연한 일이다. 그래도 보험 병명 입력할 때는 가능한 정합성(整合性)을 맞춰야 한다. 그것이 보험 의료의 원칙이니까. 그런 노력을 보험 심사하는 사람들도 느낄게 분명하다.

코멘트 COMMENT

보험 병명 입력으로 곤란할 때가 있다. 여기저기에 다 좋은 향소산(香蘇散)은 "위장허약하며 신경질적인 사람의 감기 초기"로 입력하도록 되어 있다. 그래서 향소산을 장기 복용시킬 때는 그냥 '감기'라고 입력하고 있다. 그래서 문제가 있을 때는 '만성감기증후군'으로 적기도 한다. 여신산(女神散)은 남성에게 사용할 때 조금 곤란하다. '남성 혈도증(血道症)' 등으로 입력하고 있다. 보험 심사하는 파트에서 이 정도면 이러한 고충을 이해해 주기 때문이다. 가능한 범위 내에서 보험 병명을 붙이도록 노력해 주길 바란다.

● 현대 한방 외래진료 때 지켜야 할 사항 **13**

어쩐지 ……한 환자분들도 있다

에도 말기에서 메이지 시대의 한방 명의 중 한 명을 꼽자면 아사다 소하쿠(淺田宗伯) 선생이 있다. 율원의훈오십칠칙(栗園醫訓五十七則) 중 하나로 "무당을 믿으면서 의사를 믿지 않는 것과, 재산은 쌓으려 하면서 목숨은 가볍게 여기려는 사람은 조속히 피해야만 한다."라고 했다. 무당이란 무녀를 말하는 것으로 축문이나 미신을 믿고 의사를 믿지 않는 것을 이야기하는 것이다. 재산을 쌓으려 한다는 것은 글자 그대로, 돈에 집착하여 의료비에 인색한 것으로 이해하면 된다. 그런 환자분들은 사절이라는 의미의 문구다.

포인트 POINT

의사는 환자를 거부할 수 없다. 진찰의 의무가 있기 때문이다. 그래도 어쩐지 마음이 가지 않는 환자분들도 있다. 그런 환자에게도 웃는 얼굴로 진찰해야 하지만, 왠지 모를 위화감이 생기게 마련이다. 나는 껌을 씹으며 진료실에 들어오는 환자분은 나가시도록 한다. 껌을 뱉고 다시 진찰실로 들어오도록 말한다. 당연한 예의라고 생각한다. 이쪽도 열심히 치료하려고 하고 있는데, 안 그러면 의지가 꺾여 버린다.

코멘트 COMMENT

꽤 태도가 좋은 환자분인데, 한방처방 가격이 어느 정도인지 묻는 분들이 있다. 그런 분들일수록 고액의 건강기능식품을 섭취하려 한다. 의료비는 공기처럼 무료라고 생각하는 분들도 있다. "한방처방 같은 게 정말 효과가 있을까?"라고 되묻는 사람도 있다. 그것은 그 사람이 어떻게 하느냐에 달려 있다고 생각한다. 정말로 낫고 싶다면 좀 더 적극적이고 진중한 태도일 것이다. 위와 같은 환자분들과는 어느 새인가 소원해지고 만다. 그리고 그런 편이 상호간에 좋다.

● 현대 한방 외래진료 때 지켜야 할 사항 **14**

한방으로 법외(法外)의 돈벌이를 하는가?

보험 적용 한방 엑기스제는 가격이 싸다. 항암제 등 고가의 약제를 뺀 양약 의약품의 평균 가격과 비교해도 대략 1/5정도다. 반면, 보험 외에 한방처방을 사용할 때는 의사 자신이 가격을 어느 정도로 책정하더라도 법적으로 문제가 되지 않는다. 서양의학의 보완의료로서는 다른 것도 얼마든지 선택이 가능하겠지만, 내가 한방처방을 선택한 가장 큰 이유는 한방처방이 건강보험 적용을 받을 수 있기 때문이다.

포인트 POINT

보험 적용 한방 엑기스제를 사용하게 되면, 그 처방만으로 돈벌이를 하기는 어렵다. 하지만 동시에 서양의학적인 치료와 검사를 함께 진행하므로 현대의학과 비슷한 관점에서 수익성이 있다. 또한 환자분이 떨어져 나가는 것을 방지할 수 있으며, 또한 환자분이 평판을 듣고 몰려오기 때문에 한방처방을 사용할 수 있는 의사가 되는 것은 수익 측면에서도 중요하다고 생각한다.

코멘트 COMMENT

악랄한 돈벌이도 가능하다. "지금까지 사용한 보험 적용 한방 엑기스제가 효과가 없군요. 이제 특별한 한약재가 있습니다. 그것을 섞어 사용하면 효과가 커질 것 같은데요. 시도해 보시겠습니까? 그런데 이것은 보험은 적용이 안 됩니다. 10만 엔 정도 자비 부담하셔야 합니다." 이런 방식으로 이야기를 잘 진행하면, 지푸라기라도 잡고 싶은 환자분들 중 몇 사람은 "꼭, 시도해 보고 싶다."라고 말하게 된다. 그런 의사가 되고 싶은 사람은 거의 없을 것이라고 생각하지만.

제 3 장
처방할

때의 철칙

處方

보완의료 측면에서 한방약의 최대 매력은 양약의 약효를 방해하지 않는 것이다. 그러니까 "오늘부터 한약을 처방하니, 양약은 끊으세요."라고 이야기할 필요가 없다. 복용하던 양약은 부디 끊지 마라. 한 가지 처방에 다른 처방을 추가하는 것을 합방이라고 한다. 한 가지 처방에 약재를 추가하는 것은 가방이라고 한다. 역사적으로 유효하다고 알려진 합방이나 가방은 대개 문제되지 않지만, 자기 자신이 만들어 낸 합방이나 가방은 효과를 감소시킬 수도 있다는 것을 기억해 두어야 한다.

● 현대 한방 처방할 때의 철칙 **1**

명의일수록 적은 처방으로 많은 증상에 대처한다

한의약은 몸 전체를 치료하도록 세팅되어 있기 때문에 다양한 증상을 치료할 수 있다. 따라서 경험을 쌓은 명의일수록 적은 처방으로 다양한 병이나 호소에 대처할 수 있다. 신기한 일이다. 오츠카 게이세츠(大塚敬節) 선생의 약속 처방도 60세 경 60처방, 60세 후반에는 48처방, 70세에는 36처방이었다고 한다. 보험 적용이 되는 한방 엑기스제는 약 150종이다(역자 주: 일본 보험 현실. 국내는 56종). 사실, 그 정도만 있으면 기본적으로 모든 병과 호소에 대처할 수 있다.

포인트 POINT

옛날에는 전탕약을 많이 사용했다. 기본 처방에 다양한 약재를 추가하여 미묘한 변화를 만들어 낼 수 있었다. 그러니까 기본 처방은 적더라도 다양한 호소에 대처할 수 있었다고 생각할 수도 있다. 하지만 몇 백가지의 처방을 사용하여 다양한 병에 대응했던 것은 아니다. 에도 시대 명의인 와다 도카쿠(和田東郭)도 "간소한 처방일수록 경험이 필요하며, 간소할수록 훌륭한 한방 의사"라는 말을 하곤 했다.

코멘트 COMMENT

한방 엑기스제는 미묘한 가감이 불가능하다. 2가지 처방을 합방하여 약을 끓일 때, 단순히 두 처방을 합치지 않는다. 겹치는 약재가 있을 경우, 양이 많은 처방 쪽 용량을 기준으로 약재를 넣어 이중으로 계산되지 않도록 한다. 곧, 엑기스제의 경우, 합방을 하게 되면 감초 같은 약재가 상당히 많이 포함될 가능성이 있다. 그래서일까? 예로부터 보통 마황제(麻黃劑)끼리 또는 시호제(柴胡劑)끼리는 병용하지 않았다. 이렇듯 과거의 경험적 지식에 따라 처방을 병용하면 문제가 없을 뿐 아니라, 오히려 유효하다.

● 현대 한방 처방할 때의 철칙 **2**

1가지 또는 상성이 좋은 2가지 처방부터, 역사적으로 유효하다고 알려진 조합으로

양약은 원 피크(one peak) 약제다. 따라서 논리적으로 핀 포인트(pin point)로 작용하며 과학적인 격식이 잘 갖추어진 약제다. 반면, 한방약은 약재 합산의 뛰어난 지혜다. 몸 전체를 치료하여 증상을 해소시키는 이미지를 가지고 있다. 그렇기 때문에 한방은 기본적으로 처방 개수가 여러 가지가 될 가능성이 적다. 1가지 또는 상성(相性)이 좋은 2가지로 대처하는 것이 치료의 기본 방침이다. 약재수가 너무 늘어나면 오히려 효과가 나지 않을 수 있다.

예외 例外

약재수가 한 가지일 뿐인데도 예외적으로 하나의 처방으로 분류되는 경우도 있다. 독삼탕(獨蔘湯; 인삼 뿐), 장군탕(將軍湯; 대황 뿐), 감초탕(甘草湯; 감초 뿐)이 바로 여기에 해당한다. 포함된 약재 개수가 적다면, 복수로 처방할 수도 있다. 약재수가 적으면 날카로운 맛은 있지만, 내성이 쉽게 생긴다. 반면, 약재수가 많으면 서서히 효과를 보이며 체질을 개선시키는 이미지가 강해진다. 보험 적용 엑기스제 중 가장 함유 약재수가 많은 것은 방풍통성산(防風通聖散)이다. 방풍통성산에는 총 18가지 약재가 포함되어 있다.

코멘트 COMMENT

한 가지 처방에 다른 처방을 추가하는 것을 '합방(合方)'이라고 한다. 한 가지 처방에 약재를 추가하는 것은 '가방(加方)'이라고 한다. 역사적으로 유효하다고 알려진 합방이나 가방은 대개 문제되지 않지만, 자기 자신이 만들어 낸 합방이나 가방은 효과를 감소시킬 수도 있다는 것을 기억해 두어야 한다. 이것이 중요하다. 환자들에게는 "맛있는 라면과 맛있는 카레를 섞는다고 꼭 맛있다고 할 수는 없겠죠."라고 설명하면 된다.

● 현대 한방 처방할 때의 철칙 **3**

우선 4주 정도는
처방해 보고 판단한다

'현대 한방'의 치료 대상은 현대 서양의학으로 치료되지 않는 증상이나 호소다. 이런 증상들을 치료할 때는 우선 4주 정도는 처방해 보고 판단한다. 그리고 재진할 때 조금이라도 좋아졌다면, 그 처방을 유지한다. 악화되었다면 중지해야 된다. 처방을 통해 진단하는 것이다. 목표로 했던 증상은 개선되지 않았더라도 무언가 좋은 점이 생겼다면 일단 지속해 본다. 한의약은 몸 전체를 치료하기 때문에, 몸에 좋은 변화가 있다는 것은 치료가 되어가는 징후 중 하나다.

예외 例外

감기 같은 급성 질환을 한의약으로 치료할 때는 반나절에서 하루 안에 승부를 봐야 한다. 감기는 적절한 양약이 없기 때문에 급성 질환이지만, 한의약으로 치료하는 것이 좋다고 생각한다. 감기는 악화되기 전에 치료하는 것이 중요하다. '감기인가!'라는 생각이 든다면 자기 자신에게 맞는 한방처방을 복용하면 된다. 만약 감기가 아니더라도 우선 복용해 본다. 한방처방은 항(抗)히스타민제처럼 졸리게 만들지도 않아 좋다. 이렇게 한약을 복용하면 악화 없이, 하루면 감기를 격퇴시킬 수 있다.

코멘트 COMMENT

서양의학으로는 한계가 있는 증상에 한방처방을 사용할 때는 4주 정도는 해봐야 한다고 생각한다. 하지만 환자가 1주 후에 내원하고 싶다고 말한다면, 1주 후에 오도록 하면 된다. 4주 간 확실히 한방처방을 복용했음에도 증상이나 몸 전체가 까딱도 하지 않는다면 처방을 변경해 본다. 부작용을 걱정하는 환자분들에게는 1주 후에 내원하도록 하는 것도 나쁘지 않다. 의사-환자 상호간의 안심을 위해서라도.

● 현대 한방 처방할 때의 철칙 **4**

1일 3회 적절히 복용, 2회로도 꽤 유효하다

한방 엑기스제 약품 설명서에는 '식전 또는 식간 복용'으로 적혀 있다. 이것은 식사 안에 한방처방과 유사한 성분이 함유되어 있을 수 있기 때문에 공복일 때 복용하지 않으면, 약재 밸런스나 약재 작용 합산이 깨져 효과가 감소할 수 있기 때문이다. 하지만 식후에 복용해도 꽤 유효하다. 그렇기 때문에 "1일 3회 적절하게, 가능하면 식전에 복용해 주시는 편이 좋습니다."고 설명하는 것이 좋다. 또한 1일 2회 복용으로도 꽤 유효할 수 있음도 설명해 준다.

예외 例外

오히려 식후에 복용을 권해야 하는 경우도 있다. 예를 들어 '이 환자에게는 무슨 일이 있어도 팔미지황환(八味地黃丸)을 처방하고 싶다'는 생각이 들 때다. 팔미지황환에는 위(胃)에 부담을 줄 수 있는 지황(地黃)이 포함되어 있다. 따라서 과감히 식후 복용하도록 권유한다. 식후에 복용하는 편이 공복 시 복용하는 것보다 약재로 인한 위장장애 발생을 줄일 수 있기 때문이다. 이렇게 신경을 썼음에도 팔미지황환 복용 후 위장장애가 생겼을 때는 청심연자음(淸心蓮子飮)을 처방한다.

코멘트 COMMENT

아무리 식전이나 식간 복용을 강조해도 재진할 때 "선생님, 실은 아직 약이 이렇게 남아 있어요."라고 이야기하는 분들이 많다. 식후에 복용해도 꽤 유효하기 때문에 "식전 또는 식간 복용을 잊으셨다면 식후에 복용해도 괜찮습니다."라고 설명하는 것도 환자를 배려하는 방법이라고 생각한다.

● 현대 한방 처방할 때의 철칙 5

"양약은 계속 복용하세요, 중지하시면 안 됩니다"

보완의료 측면에서 한방약의 최대 매력은 양약의 약효를 방해하지 않는 것이다. 그러니까 "오늘부터 한약을 처방하니, 양약은 끊으세요."라고 이야기할 필요가 없다. 복용하던 양약은 부디 끊지 마라. 그렇지 않으면 증상이 악화되었을 때, 한방처방이 악영향을 미친 것인지, 양약 중단이 증상을 악화시킨 것인지 판단할 수 없다. 주의할 점이 하나 있다. 한방처방과 철분제는 시간 차이를 두고 복용할 수 있게 지도해야 한다.

예외 例外

한방처방으로 초기 감기를 치료할 때, 기본 원칙은 땀을 '쭉~' 빼는 것이다. 땀이 날 때까지 한방처방을 복용하게 한다. 과도하게 땀이 나는 것도, 아예 나지 않는 것도 모두 패배를 의미한다. 그때, 해열제를 투여하면 땀이 나게 된다. 그렇게 되면, 한방처방 투여 지속 여부를 판단할 수 없다. 따라서 가능하면 반나절 정도 기다려 해열제를 투여하도록 하는 것이 좋다. 하지만 열을 내리는 것이 최우선이라고 판단되면, 물론 해열제 사용이 우선시 된다.

코멘트 COMMENT

특정 양약을 끊지 않으면 한방처방을 사용할 수 없다면, 한방처방은 보완의료가 될 수 없다. 싸움이 일어난다. "정말 효과가 있는 거야?"라는 말도 나올 것이다. 각각 한방처방의 타율은 양약만큼 높지 않지만, 다양한 선택지가 있기 때문에 그러한 선택지들을 통합하면 양약의 타율에 육박할 것이라 생각한다. 우선은 그럭저럭 타율이라고 생각하고 편하게 한방처방을 사용해 본다. 양약을 끊지 않고도 치료를 진행할 수 있으니, 꼭 바로 효과가 나지 않더라도 괜찮지 않을까?

● 현대 한방 처방할 때의 철칙 6

여러 종류를 한 번에 처방하여 본인이 고르도록 하는 것도…

한방처방을 사용할 경우는 생명과 관련된 정도의 증상이 아니지만, 괴롭다고 할 정도의 증상이 대부분이다. 가능하면 매주 병원에 와서 진료 받으면 좋지만, 일이나 가사로 좀처럼 내원하지 못하는 경우도 있다. 그때, 어느 정도 이해력을 갖춘 환자분이라면, 여러 한방처방을 가져가게 하여 환자 자신이 적절한 약을 찾도록 할 수도 있다. 아토피나 습진으로 인한 가려움에 황련해독탕(黃連解毒湯)과 백호가인삼탕(白虎加人蔘湯) 두 가지를 처방하고, 둘 중 하나를 복용하도록 지도한다. 그리고 유효한 처방을 환자 자신이 선택하도록 하는 것이다.

예외 例外

환자 자신이 고르도록 할 때 중요한 것은 이해력이다. 주의사항을 적어주어도 이해하지 못하는 사람들도 있다. 걱정될 때는 재진할 때마다 질문하여 처방을 선택하는 보통 방법을 사용하는 것이 안전하다. 바빠서 좀처럼 병원에 오지 못하는, 그리고 빠릿빠릿한 환자분들을 위한 예외적 처치인 것이다. 약을 함께 찾아가자는 느낌을 환자와 공유하는 것이 중요하다.

코멘트 COMMENT

황련해독탕과 백호가인삼탕은 모두 가려움에 유효하다. 그렇다면 처음부터 2처방을 함께 처방하는 것도 방법이다. 하지만, 한방약은 각 약재의 합산이기 때문에 병용하다 보면 효과가 줄어들 수도 있다. 따라서 돌아가더라도 1가지씩 시도하여, 둘 다 유효하여 증상이 호전된다면, 병용하게 하는 것이 좋다. 처음부터 병용해 버리면 유효하더라도 무엇이 효과를 발휘한 것인지 알 수가 없다.

● 현대 한방 처방할 때의 철칙 **7**

낫더라도 3개월은 복용, 바로 끊어도 재발했을 경우 다시 복용하면 오케이!

만성 질환으로 힘들어 하던 사람이 한방처방으로 좋아졌을 때, 어느 정도 복용하고 중지하는 것이 좋을까? 특별한 룰은 없지만, 목표했던 증상이 좋아진 후 3개월은 복용하도록 지도해야 한다. 이것은 오츠카 게이세츠(大塚敬節) 선생이 쓰던 방법이다. 나도 기본적으로 이 방법을 사용하지만, 따라오는 것은 환자 나름이라고 생각한다. 환자가 쭉 복용하고 싶어 하면, 쭉 복용할 수 있게 하면 된다. 모처럼 치료했는데, 재발한다면 환자분에게 매우 슬픈 일이 될 테니까.

예외 例外

반대로 치료된 후 바로 끊고 싶어 하는 환자에게는 "기본은 치료 후 3개월 복용을 지속하는 것이지만, 끊어도 괜찮습니다."라고 대답하는 것이 좋다. 끊은 후 악화된다면 한방처방이 효과가 있었다는 것으로 판명되는 것이고, 이럴 때 한방처방을 다시 사용하면 보통 좋아진다. 이런 것을 한 번이라도 경험하면 환자분들은 좋아지더라도 일단은 복용하겠다고 이야기하게 된다. "절대적으로 이렇다!"라고 할 수 있는 근거는 없기 때문에 환자분과 상담해 가면서 결정하도록 한다.

코멘트 COMMENT

한방처방으로 장기간 앓아왔던 증상과 호소가 낫게 되면 한방처방을 중지해도 잘 재발하지 않는다. 이런 일을 자주 경험한다. 체질이 변하기 때문이다. 체질 변화를 위해서 어느 정도의 기간 동안 한방처방을 복용해야 하는지는 사실 불명확하다. 증상이나 환자 각각에 따라 달라질 수 있기 때문이다. "장기간 어떤 증상을 앓아왔다면 좋아졌더라도 3개월 정도는 복용해 보는 것이 어떨까?"라는 것은 경험적 지식이다.

● 현대 한방 처방할 때의 철칙 **8**

한방처방과 한방 유사 건강보조식품은 다르다! 주의가 필요!

한방처방은 각 약재의 합산을 통해 만들어진 뛰어난 지혜의 산물이다. 그래서 다수의 한방처방을 한 번에 복용하면 오히려 효과가 줄어들 수 있다. 가능한 적은 수의 한방처방으로 대처하는 것이 기본 원칙이다. 다른 곳에서 이미 한방처방을 받았다면 더욱 주의가 필요하다. 또한 한방 유사 건강보조식품을 섭취하고 있을 때도 주의가 필요하다. 한방처방은 합산의 지혜인데, 합산을 지나치게 하다보면 효과가 없어져 버릴 수 있다는 점을 항상 마음속에 기억해 두어야 한다.

예외 例外

한방처방끼리 병용해도 실은 꽤 유효하다. 다만, 병용하면 효과가 줄어들 수 있다는 것을 알아두는 것이 중요하다. 이런 가능성을 알고, 순차적으로 병용해 가야 한다. 특히 역사적으로 활용되어 오지 않았던 조합을 사용할 때는 주의가 필요하다. 플로차트(flow chart)로 처방할 때, 환자에게 여러 호소가 있을 때 이런 일이 잘 일어난다. 그때는 가장 힘든 호소부터 대처해 가는 방법으로 이러한 함정을 피할 수도 있다.

코멘트 COMMENT

한약재로 구성된 건강보조식품을 섭취할 때는, 기본적으로 중지하도록 하는 것이 바람직하다. 특히 무엇이 들어있는지 모를 경우에는 더욱 주의가 필요하다. 수입 건강기능식품을 친구에게서 추천받아 섭취하고 있는 사람들이 적지 않다. 그것도 꽤 고가다. 한방처방을 복용할 때는 가능한 구성 내역을 알 수 없는 것은 중지하도록 하는 것이 안전하다. 반면, 구성 내역이 명확한 양약은 지속하도록 해도 좋다.

● 현대 한방 처방할 때의 철칙 **9**

재진 시에는 맛을 물어본다,
"좋은 약이 입에 쓴" 것만은 아니다

신비로운 일이다. 환자분이 맛있다고 하는 한방처방은 보통 그 사람에게 맞는 약이다. 따라서 새로운 한방처방을 투약한 후 맞이하는 외래에서는 꼭 맛이 어땠는지 물어본다. 맛있다고 한다면 지속, 맛없지만 복용할 수는 있다고 하는 사람도 지속, 매일 3회 복용하긴 하지만 너무 맛이 없어서 못 먹겠다고 하는 사람은 처방을 변경한다. "정말 그래?"라고 의심하기 전에 꼭 물어봐라. 확실히 그런 경향이 있다는 것을 실감하게 될 것이다.

예외 例外

가루약은 못 먹겠다고 하는 사람들이 있다. 그래서 끓는 물에 녹여 복용하도록 권하면 한방처방은 맛이 없다며 역시나 복용하지 못하는 사람이 있다. 맛이 중요하다고는 해도, 엄청나게 노력하며 복용하는 경우도 있고, 조금 맛없는 정도만으로도 복용하지 못하겠다고 하는 사람들도 있는데, 이런 극단적인 경우는 논외다. 아이들도 힘들었던 증상이 좋아지면 맛이 없지만 복용하겠다고 이야기한다. 환자 본인이 얼마나 진심으로 치료받고 싶어 하는가가 가장 중요하다.

코멘트 COMMENT

튼튼한 체형의 사람은 단 약보다도 쓴 약을 좋아한다. 반대로 약한 체형의 사람은 쓴 약을 복용하기 힘들어하며, 단 약을 좋아한다. 맛으로 체격이나 소화 기능을 알 수도 있다. 또한, 한방처방을 복용하여 성공 체험을 하게 되면, 그 약 맛이 괜찮았다고 느끼기도 한다. 긴 기간 힘들었던 증상이 가벼워지면 "맛있지 않지만, 맛없지도 않다."라고 표현하기도 한다. 증상이 좋아지니 약맛도 더욱 좋아지는 것이다.

● 현대 한방 처방할 때의 철칙 **10**

다른 증상이 좋아졌다면
주 증상에 변화가 없더라도 지속

한방처방을 사용한 후 악영향이 있었다면 당연히 중지해야 한다. 좋아졌다면, 조금이라도 좋아지는 경향을 보인다면 지속해야 한다. 그동안 양약으로 전혀 치료되지 않았던 호소이기 때문에 조금이라도 좋아진다면 쭉 지속해 간다. 치료하고 싶은 증상이 좋아지지 않더라도 몸 전체가 좋아지는 방향을 향해간다면 지속한다. 한의약은 몸 전체를 치료하기 때문에 좋은 방향으로의 변화는 추후, 주 증상의 개선으로 이어질 것이기 때문이다.

포인트 POINT

환자들은 한방처방이 효과가 없을 때 "전혀 복용하고 싶은 마음이 들지 않는다."라고 말한다. 물을 마시는 것 같다고도 한다. 몸에 뭐가 변화가 일어나면 그것이 효과의 증거가 된다. 그것이 좋은 방향이라면 지속하면 된다. 잘 맞게 처방했는데, 일시적으로 악화되는 것을 명현(瞑眩)이라고 한다. '현대 한방'의 기본 입장은 "악화된다면 명현이라고 생각하지 말고 중지합시다. 그것이 안전합니다." 아주 자신 있을 때를 빼고는 말이다.

코멘트 COMMENT

"어떤가요? 나아지셨습니까?"라고 물었을 때, "나아지지 않네요."라는 말을 듣고, 처방을 변경한다면 한방처방을 쓰기 어렵다. "조금 좋아지셨나요?"라고 묻는 것이 좋다. "조금은 좋아졌지만, 아직도 불편하네요."라고 대답하면, "끈기를 가지고 힘내보죠."라고 말할 수 있다. 환자에게 "나았다"라는 표현은 100%의 만족도를 의미한다.

제3장 **처방할 때의 철칙**

● 현대 한방 처방할 때의 철칙 **11**

환자의 신체 변화를 민감하게 관찰하자

서양의학으로 치료되지 않던 증상이나 호소가 재밌게도 한의약으로 싹 나아지는 경우도 있다. 하지만 드물다. 경과가 길었던 호소일수록, 증상이 좋아질 때도 조금씩, 천천히 변해간다. 그렇기 때문에 자신의 몸 변화에 민감한 사람이 한의약을 통해 쉽게 은혜 받는 것 같다. 왠지 모르게 좋은 방향으로 변해가는 몸의 변화를 느낄 수 있다면, 그 한방처방을 계속 복용하면 된다. 그리고 장기간 그 한방처방을 복용하면 상당히 좋아질 것이다.

포인트 POINT

환자 자신의 몸에 민감해 진다는 것, 곧 신체 변화에 민감해 지는 것이 매우 중요하다. 신체 변화에 둔감한 사람은 모처럼 효과를 보이고 있는 한방처방을 효과가 없다고 말하기도 하며, 처방을 변경해 달라고 요구하기도 한다. 그러한 호소를 의료 현장에서 그대로 받아들여 처방을 모두 변경하다 가는 한방처방이 제대로 효과를 발휘할 수 없다. 경과가 긴 질환에 대한 한방처방의 유효성 판단은 기본적으로 4주를 기준으로 잡는다. 그리고 신체 변화를 민감하게 관찰하는 것이 무엇보다 중요하다.

코멘트 COMMENT

한방처방이 효과가 없다고 말하는 환자분들 중에는 신체 변화에 둔감한 분들이 많은 것 같다. 그런 분들은 싸악 나아버리는 것을 원하며, 그렇지 않으면 효과가 없다고 판단한다. 이런저런 처방으로 변경해도 효과가 없을 때는, 혹시 지금까지 처방했던 것들 중에 유효한 것이 숨어 있을 수 있다고 생각해 보자. 의사 자신이 한방처방을 복용해 보면, 이러한 신체 변화의 소중함을 실감할 수 있다. 여러분, 꼭 한방처방을 복용해 봐야 한다.

● 현대 한방 처방할 때의 철칙 **12**

길경탕은 식힌 후, 가글하는 방식으로 복용하자

길경탕(桔梗湯)은 입 안의 염증에 대한 특효약이다. 구내염, 치은염, 설염, 편도염 등에 잘 듣는다. 복용 방법은 우선 물에 넣고, 전자레인지에 돌리면 완전히 녹는다. 그리고 냉장고에 넣어 식힌다. 이후, 그것을 여러 차례로 나누어 조금씩 가글하며 삼킨다. 항암제로 인해 발생하는 심한 구내염일 경우, 냉동고에 넣고 얼린 후, 그것을 입에 머금고 있게 하는 방법도 사용할 수 있다. 냉장고가 있는 현대이기 때문에 가능한 방법이다.

포인트 POINT

차갑게 식혀 복용하는 한방처방은 길경탕 외에도, 입덧에 대한 소반하가복령탕(小半夏加茯苓湯), 코피 날 때 쓰는 황련해독탕(黃連解毒湯) 등이 있다. 가루를 입에 넣고 물과 함께 삼켜도 좋다. 옛날에는 엑기스제가 아닌 전탕약을 사용했으므로, 식혀서 차가운 상태로 복용하라고 했다. 쉬운 방법으로 복용하는 것이 우선 제일 중요하다. 어쨌든 복용하는 것이 중요하니까. 끓는 물에 녹였을 때 맛이 꺼림칙하여 복용할 수 없다고 할 경우에는 가루 그대로 복용해도 괜찮다.

코멘트 COMMENT

길경탕은 맛있다. 길경(桔梗)과 감초(甘草) 2종류의 약재로 구성된다. 구성 약재 수가 적은 처방은 날카로운 맛이 있다고들 한다. 그런 처방 중 하나다. 작약감초탕(芍藥甘草湯)이나 대황감초탕(大黃甘草湯)도 2가지 약재로 구성되며, 날카로운 맛이 있는 약이다. 반면 여러 약재로 구성된 처방은 서서히 효과를 보이지만, 내성이 잘 생기지 않는다.

● 현대 한방 처방할 때의 철칙 **13**

아이들 복용량,
초등학생 1/2, 유치원생 1/3, 그 외 1/4

한방 엑기스제는 1회당 용량 전체를 복용해도 그다지 문제가 되진 않는다. 각 약재들의 합산 지혜로 밸런스가 맞추어져 있기 때문이다. 부작용을 일으킬 수 있는 약재의 양만 잘 고려하면 된다. 그래도 환자분들에게 대충 이 정도면 괜찮다고 말할 순 없다. 그래서 대략 초등학생은 1/2, 유치원생은 1/3, 그보다 어릴 경우에는 1/4만 복용하도록 설명하고 있는데, 대략적인 용량이다. 대부분의 엑기스제는 1포가 2.5g이다. 반 용량은 어떻게든 맞출 순 있는데, 1/3이나 1/4은 맞추기가 어렵다. 이때는 대략적으로 계산해도 된다.

예외 例外

아이들의 경우, 마황(麻黃)을 복용했을 때, 두근두근, 메슥메슥 꺼림이 그다지 일어나지 않는다. 반면 보통 고령자나 냉증에 사용하는 부자제(附子劑)는 아이들에서 종종 부작용을 일으킨다. 그래서 야뇨증에 팔미지황환(八味地黃丸)을 처방할 때는 성인 용량을 사용하는 것은 조금 우려가 된다. 이 정도만 배려하면 문제가 잘 일어나지 않는다. 마황을 과도하게 복용하여 두근두근 거린다면 투여 간격을 늘려본다. 그러면 바로 좋아진다.

코멘트 COMMENT

중국이나 한국에 비하면 일본 한방 엑기스제의 1회당 용량은 적은 편이다. 평소, 인삼 등을 섭취하는 습관 같은 것이 없었기 때문이라고도 한다. 수입 약재가 고가였기 때문에 적은 용량으로 대처하는 방법을 자연스럽게 몸에 익혔는지도 모른다. 어쨌든, 일본의 사용량은 비교적 적은 양이므로, 엑기스제 범위 내에서는 아이들에게 전량을 사용해도 문제가 일어나지 않는다.

MeMo 현대 한방

제 4 장
처방 선택의

철칙

處方選擇

한의약은 각 약재 합산의 결과물이다. 그렇기 때문에 하나하나 처방을 추가해 가다보면, 오히려 효과가 나빠지거나 효과가 없어져 버리기도 한다. 어쨌든 1가지 처방씩 돌아가더라도 이것이 철칙이다. 처음부터 합방하면 한 가지는 무효하고 한 가지는 유효할 때 필요 없는 약을 처방한 꼴이 된다. 한방처방은 구성 약물수가 적을수록 날카로운 맛이 있기 때문에 가능하면 적은 처방으로 대처해야 한다. 반면 유효함을 이미 확인한 것들을 합방하는 것은 의미가 있다.

● 현대 한방 처방 선택의 철칙 **1**

'플로차트 한방약 치료'를 활용해 보자, iPhone 어플도

한의약을 서양의학의 보완의료로서 현대 의학적 치료로도 증상이 해소되지 않는 환자들에게 사용할 것이라면,《정말로 내일부터 사용할 수 있는 한방약 시리즈 ②》'플로차트(flow chart) 한방약 치료'를 활용해 보자. 전통 한의학 진료를 하지 못하더라도 처방이 가능해 진다. 전통 한방의 진료 방식을 사용하지 않으므로 유효한 처방을 한 번에 맞출 확률은 조금 떨어진다. 그러한 결점은 처방을 순차적으로 변경하며 환자분과 함께 적절한 처방을 찾아가는 자세로 보완할 수 있다. 그것으로 충분하다. 이건 환자를 위한 것이니까.

포인트 POINT

'플로차트 한방약 치료'는 아직 발전 중이다. 각 전문 분야 선생님들의 지혜를 모아 점점 발전시켜 나가야 한다. 핸드폰이나 SNS를 활용하여 개정, 증보를 반복해야 한다. 또한, 이러한 일들이 쉽게 이루어질 수 있는 환경 정비도 필요하다. 지금, iPhone 어플로도 플로차트를 볼 수 있다 (역자 주; 일본 아이튠즈 계정을 이용해야 받을 수 있다). 계속 한방처방을 사용해 보며, 효과가 없었던 경험, 효과를 보았던 경험을 축적해 두자.

코멘트 COMMENT

'플로차트 한방약 치료'는 증상이나 호소를 처방과 오토 매칭(auto-matching)하는 방법이다. 유효성이 높은 순, 부작용 발생이 적은 순, 병원에 구비하기 용이한 순 등을 고려하여 작성한 것이다. A→B→C순으로 진행하며 경험을 쌓다보면, 이 환자분에게는 'B를 먼저 처방해야겠구나, 아니 C가 우선이다'와 같은 지혜가 생기게 된다. '전혀 다른 처방인 X, Y, Z를 처방해 보자'는 생각도 떠오를 수 있다. 그럼 된다!

● 현대 한방 처방 선택의 철칙 2

주변에 있는 처방으로 우선 치료하자, 한정된 처방만으로도 꽤 치료가 된다

보험 적용 한방 엑기스제를 아무 것이나 원외 처방으로 투여할 수 있는 의사는 은혜 받은 것이다. 적절하다고 생각한 처방을 바로 투여할 수 있기 때문이다. 반면, 한정된 원내 처방으로 대처해야 하는 경우는 어떨까? 한방처방은 다양한 호소나 증상에 작용하므로, 답은 "일단 주변에 있는 처방으로 우선 힘내보자."다. 처방하고 싶었던 한방처방과 유사한 처방을 찾는 능력이 필요하다. 구성 약재 레벨까지 파고들어 처방을 이해한다면 쉽게 찾을 수 있을 것이다.

포인트 POINT

우선, 자택에 한방 엑기스제 상비약을 갖추어 두면 꽤 공부가 된다. 그리고 가족이나 자기 자신이 아플 때, 그중에서 선택해 보는 것이다. 한방처방은 되도록 빨리 복용해야 유효하다. 불이 타오르기 전에 끄자는 것과 같은 맥락이다. 자신이 처방하고자 했던 처방과 비슷한 분류에 속하는 것이 있다면, 그것을 우선 복용해 보는 것이다. 반면, 만성적인 호소에는 천천히 생각한 후, 처방해도 된다.

코멘트 COMMENT

나는 감기에 걸렸을 때 주로 갈근탕(葛根湯)을 복용하지만, 갈근탕이 없을 때는 마황제 중 하나를 복용한다. 소청룡탕(小靑龍湯)으로도, 마황부자세신탕(麻黃附子細辛湯)으로도 좋아진다. 주변에 있는 것을 우선 복용하는 것이다. 마황제가 주변에 없다면, 허증 경향에 사용하는 향소산(香蘇散)을 복용한다. 그것도 없다면 소건중탕(小建中湯), 보중익기탕(補中益氣湯), 대시호탕(大柴胡湯)이라도 주변에 있으면 복용한다. 이 정도 대처로도 꽤 악화를 막을 수 있다. 다만 감기일 경우, 작약감초탕(芍藥甘草湯)이나 변비에 사용하는 처방인 마자인환(麻子仁丸) 등은 복용해선 안 된다.

● 현대 한방 처방 선택의 철칙 **3**

감기를 통해 공부한다, 자신이나 가족에게 적절한 처방을 알아보기

'플로차트 한방약 치료'에도 감기약만은 체격에 맞춰 처방하도록 적어두었다. 감기는 만성 질환이 아니지만, 가장 좋은 약은 양약이 아니며, 한약 치료가 매우 유효하다. 급성기에 효과를 보지 못하면 이후 다음을 기약한다 해도 늦다. 평소부터 자신이나 가족에게 어떤 처방이 감기약으로 가장 적절할지를 생각해 둔다. 우선 마황탕(麻黃湯), 갈근탕(葛根湯), 마황부자세신탕(麻黃附子細辛湯), 향소산(香蘇散) 중에서 선택해 본다. 실증용(實證用)~허증용(虛證用) 순으로 적었다.

포인트 POINT

처방 선택이 어려울 경우, 일단 허증용을 사용하는 것이 안전하다. 모든 환자에게 향소산을 처방하는 것도 안전하고 유효하지만, 마황제를 복용할 수 있는 사람은 마황제로 대처하는 것이 가장 효과가 빠르다. 향소산은 마황제 같은 날카로움은 부족하다. 급성 발열성 질환의 경우, 조금이라도 빠르게 복용시켜 '쫙~' 땀을 내는 것이 목표다. 마황(麻黃)의 부작용인 메슥거림, 두근거림이 생기면 안 된다. 그리고 땀이 과도하게 나도, 나지 않아도 치료되지 않는다.

코멘트 COMMENT

감기 같은 급성 발열성 질환의 경우, 땀이 나지 않는 조기 단계에 '한의치료'를 시도하는 것이 감기를 악화시키지 않고 회복시키는 비결이다. 그런데, 이렇게 조기에 한방처방을 복용할 수 있는 사람들은, 원래 한의약을 매우 좋아하는 사람이거나 한의 의료종사자들과 그 가족뿐이다. 우선 여러분과 여러분 가족에게 어떤 처방이 적합할 지 알아봐 둔다. 그리고 상비약으로 집에 준비해 둔다. 그렇게 하면, 감기에 걸리는 빈도도 확 줄게 될 것이다.

● 현대 한방 처방 선택의 철칙 4

감기 한방처방,
다른 약도 여러 가지 있다

'플로차트 한방약 치료'에서는 급성 발열성 질환 초기에 사용할 수 있는 한방처방을 튼튼한 타입 [實證]부터 약한 타입 [虛證]순으로 제시했다. 바로 마황탕(麻黃湯), 갈근탕(葛根湯), 마황부자세신탕(麻黃附子細辛湯), 향소산(香蘇散)이다. 하지만 이외에도 많은 감기 한약이 있다. 콧물이 확연하면 소청룡탕(小靑龍湯)을 사용하며, 위장관형 감기일 경우에 오령산(五苓散)도 유효하다. 목이 까칠까칠하며 오싹오싹한 형태의 감기에는 튼튼한 타입이라도 마황부자세신탕을 처방한다. 시호계지탕(柴胡桂枝湯)도 다양한 증상에 잘 듣는다.

포인트 POINT

감기가 길어지면 소시호탕(小柴胡湯)도 하나의 선택지로 부상하게 되며, 보중익기탕(補中益氣湯)이나 죽여온담탕(竹茹溫膽湯)도 효과를 발휘한다. 이외에도 여러 처방이 있으므로 우선은 정석을 기억한 후, 다양한 처방을 탐색해 가면 된다. 자기 자신의 경험은 가장 중요한 재산이다. 그리고 가족, 환자분을 통한 경험을 이어가야 한다.

코멘트 COMMENT

자기 자신에 대한 처방 경험이 실제 진료 시 상당한 역할을 한다. 그렇기 때문에 자기 자신이 실증이라면 실증인 사람에 대한 치료가 먼저 숙달되고, 자기 자신이 허증이라면 허증인 사람에 대한 치료가 먼저 숙달된다고도 한다. 당연한 이야기다. 자기 자신의 체질과 다른 사람은 좀처럼 이해하기 쉽지 않다. 그런 자기와 다른 체질을 이해할 수 있게 되면 폭넓은 진료가 가능해 질 것이라 기대한다.

● 현대 한방 처방 선택의 철칙 **5**

무엇을 쓸지 망설여진다면, 허증용 처방을 사용하자

환자가 호소하는 증상이나 호소에 대한 처방 선택에 어려움을 겪는 경우가 있다. 그럴 때는 허증용(虛證用)을 처방하자. '플로차트 한방약 치료'에는 대황(大黃)을 함유한 변비약으로 마자인환(麻子仁丸), 계지가작약대황탕(桂枝加芍藥大黃湯), 대황감초탕(大黃甘草湯), 도핵승기탕(桃核承氣湯)을 제시했다. 비교적 허증용부터 실증용순으로 나열한 것이다. 허증인지 실증인지가 헷갈릴 때는 우선 마자인환이 안전하며 유효하다. 고민된다면 우선 허증용으로 처방하자. 그리고 허증인 사람에게는 대황이 포함되지 않은 대건중탕(大建中湯)을 처방하기도 한다.

포인트 POINT

실증용(實證用) 처방에는 마황(麻黃), 대황, 석고(石膏), 망초(芒硝), 황련(黃連), 황금(黃芩), 도인(桃仁), 목단피(牧丹皮), 홍화(紅花) 등이 들어 있다. 허증용 처방에는 부자(附子), 건강(乾薑), 인삼(人蔘), 황기(黃芪), 당귀(當歸), 계피(桂皮) 등이 들어 있다. 본초를 공부하게 되면 각 처방 구성을 통해 그 처방이 실증 경향인지, 허증 경향인지를 알 수 있다. 만약 디지털적으로 점수를 매겨 합산하면 허증 경향인지 실증 경향인지 알 수 있다면 재밌을 것이다. 그러한 디지털적 사고방식으로 조금이라도 이해를 도울 수 있다면 좋을 것 같다.

코멘트 COMMENT

허증인 사람에게 부작용을 일으킬 수 있는 약재로는 마황, 대황, 망초 등이 있다. 실증인 사람에게는 문제가 되지 않는 약재라도 허증인 사람에서는 두근거림, 메스꺼움, 복통 등을 만들 수 있다. 실증인 사람은 석고나 황련 등 식히는 약을 복용했을 때 기분이 좋지만, 허증인 사람은 부자나 건강 같은 따뜻하게 하는 약을 복용했을 때 기분이 편해진다. 구어혈제(驅瘀血劑)도 허증용은 당귀가 주요 약재이며, 실증용은 도인, 목단피, 홍화, 대황 등이 주요 약재로 포함되어 있다.

● 현대 한방 처방 선택의 철칙 **6**

마황, 대황이 없으면 실증용부터 처방해도 괜찮다

원칙은 헷갈릴 경우, 허증용(虛證用)부터 사용하는 것이다. 이것은 실증이면 문제없이 복용할 수 있는 마황(麻黃)이나 대황(大黃)이 허증에서는 문제를 일으키기 때문이다. 그럼 마황과 대황이 없다면, 무엇부터 처방해도 괜찮을까? 나는 그렇다고 생각한다. 그리고 실제로 그다지 신경 쓰지 않고 처방한다. 하지만, 허증인 사람에게 다량의 대황이나 마황은 부작용을 일으킬 수 있다는 것을 마음속 한편에 기억해 두는 것이 중요하다. 드물게 후박(厚朴)이 허증 환자에게 권태감을 일으키기도 한다.

포인트 POINT

'플로차트 한방약 치료'에서는 위장약으로 사용할 수 있는 처방을 반하사심탕(半夏瀉心湯)→안중산(安中散)→ 인삼탕(人蔘湯)순으로 제시했다. 실증 타입부터 허증 타입 방향으로 적은 것이다. 하지만 대황도 마황도 포함되어 있지 않기 때문에, 무엇을 먼저 사용하더라도 문제가 없다. 반면 하제(下劑)의 경우, 마자인환(麻子仁丸)이나 윤장탕(潤腸湯)이 제1선택이며, 도핵승기탕(桃核承氣湯)이나 대승기탕(大承氣湯)은 그 이후의 카드로 제시했다. 왜냐하면 마자인환이나 윤장탕이 부작용이 적기 때문이다. 허증인 사람에게 도핵승기탕을 처방하면, 복통으로 화장실에서 나올 수 없게 된다. 실증인 사람에서는 그 효과가 쾌변으로 나타난다.

코멘트 COMMENT

당귀작약산(當歸芍藥散)은 허증, 계지복령환(桂枝茯苓丸)은 실증 경향의 구어혈제(驅瘀血劑)다. 하지만 하지정맥류 임상연구에서 모든 환자에게 계지복령환을 처방했는데, 어떤 부작용도 일어나지 않았다. 처방이 맞지 않을 경우, 단지 효과가 없었을 뿐이다. 구어혈제 중에도 통도산(通導散), 대황목단피탕(大黃牧丹皮湯)에는 대황이 함유되어 있으므로 주의하여 처방해야 안전하다. 기본적으로 대황과 마황이 없으면 직감적으로 또는 오토 매칭 (auto-matching)하여 처방해도 문제가 없다.

● 현대 한방 처방 선택의 철칙 7

병이나 증상이 길어지면 소시호탕을 병용하자

소시호탕(小柴胡湯)은 소양병기(少陽病期) 대표 처방이다. 소양병기란 급성기를 지난 병태라고 나는 대략 이해하고 있다. 곧 경과가 길어졌을 때의 특효약이다. 기침에는 마행감석탕(麻杏甘石湯)이나 맥문동탕(麥門冬湯)을 사용하면 거의 좋아지지만, 그렇게 해도 경과가 길어지고, 왠지 모르게 완벽하게 낫지 않을 때, 소시호탕을 추가한다. 청폐탕(淸肺湯)+소시호탕으로 처방도 가능하다. 소시호탕이 이미 합방되어 있는 엑기스제로는 시함탕(柴陷湯), 시령탕(柴苓湯), 시박탕(柴朴湯)이 있다.

포인트 POINT

소양병기 약은 시호제(柴胡劑)이므로 소시호탕에 구애 받을 필요는 없다. 대시호탕(大柴胡湯)을 써도 좋다. 하지만 체격에 상관하지 않고, 소시호탕을 병용해도 문제는 없을 것으로 생각한다. 우선 소시호탕 병용을 시도하고, 그 후 대시호탕이나 기타 시호제와의 병용을 고려하는 방법이 처방 선택을 쉽게 하는 방법이다.

코멘트 COMMENT

시령탕은 소시호탕+오령산(五苓散)이다. 시박탕은 소시호탕+반하후박탕(半夏厚朴湯)이다. 대시호탕+오령산이나 대시호탕+반하후박탕이 기존에 존재하던 처방으로는 존재하지 않기 때문에 우선 소시호탕을 병용하는 것으로 생각하면 이해가 쉽다. 굉장한 실증으로 대시호탕이 맞을 것 같다고 생각되는 사람에게 시박탕이나 시령탕을 처방해도 잘 듣는다.

● 현대 한방　처방 선택의 철칙 **8**

소시호탕이 효과가 없을 때는 반하사심탕을 시도해 보자

소시호탕(小柴胡湯)의 전형적인 복부 소견은 늑골궁하의 압통 [胸脇苦滿]이다. 또한 반하사심탕(半夏瀉心湯)의 전형적 복부 소견은 심와부 압통 [心下痞硬]이다. 두 소견은 매우 비슷하다. 그래서 소시호탕증이라고 생각하여 처방했음에도 유효하지 않을 때는 반하사심탕을 시도해 보면 좋다. 반대로 반하사심탕증으로 생각해서 처방했음에도 효과가 없을 때는 소시호탕을 사용해 보면 해결되는 경우도 있다.

포인트 POINT

소시호탕은 시호(柴胡), 황금(黃芩), 반하(半夏), 인삼(人蔘), 감초(甘草), 대조(大棗), 생강(生薑)으로 구성된다. 반면 소시호탕의 시호를 황련(黃連)으로, 생강을 건강(乾薑)으로 바꾼 것이 반하사심탕이다. 건강은 생강을 끓여 건조시킨 것이다. 큰 차이는 시호와 황련이다. 그렇기 때문에 소시호탕과 반하사심탕은 형제 같은 처방이다. 반하사심탕의 황련을 배량으로 하고, 황금을 계피(桂皮)로 변경한 것이 황련탕(黃連湯)이다. 따라서 황련탕도 형제다. 복통과 구토에 사용한다.

코멘트 COMMENT

반하사심탕은 오츠카 게이세츠(大塚敬節) 선생의 3대 처방 중 하나다. 그 외 대시호탕(大柴胡湯)과 팔미지황환(八味地黃丸)이 3대 처방에 들어간다. 반하사심탕이 단순한 위장관 처방이라면 3대 처방에 들어가지 않았을 것이다. 반하사심탕은 폭넓게 다양한 증상을 치료할 수 있으며, 지금도 다양한 증상에 유효하다. 소시호탕의 형제라고 생각하면 당연한 일이지도 모른다.

● 현대 한방 처방 선택의 철칙 ❾

유효한 약제끼리 병용하자

어느 호소에 유효한 약제와 유효한 약제를 병용하는 것은 서양의학적으로는 당연한 일이다. 하지만 한방처방은 약재 합산의 결정체이므로 항상 그렇다고는 할 수 없다. 하지만 보통 대부분은 양약처럼 유효한 것과 유효한 것을 합침으로써 더욱 유효해진다. 우선, 한 가지씩 시도해 본 후, 2가지를 합치는 것이 조금은 돌아가는 것 같지만, 처방 선택의 지름길이다.

예외 例外

기침에 맥문동탕(麥門冬湯)+마행감석탕(麻杏甘石湯), 요통에 우차신기환(牛車腎氣丸)+소경활혈탕(疏經活血湯)+당귀사역가오수유생강탕(當歸四逆加吳茱萸生薑湯) 중 2가지, 두드러기에 십미패독탕(十味敗毒湯)+인진호탕(茵蔯蒿湯), 축농증에 갈근탕가천궁신이(葛根湯加川芎辛夷)+신이청폐탕(辛夷淸肺湯), 가려움에 황련해독탕(黃連解毒湯)+백호가인삼탕(白虎加人蔘湯) 등, 다양한 대표 합방례가 있다. 그런데 처음부터 합방해 버리면 어느 처방이 효과가 있었는지 알 수가 없다. 1가지 처방으로도 충분한 경우도 있고, 오히려 1가지 처방만 사용하는 것이 더 유효한 경우도 있으니까 주의해야 한다.

코멘트 COMMENT

어쨌든 1가지 처방씩, 돌아가더라도 이것이 철칙이다. 처음부터 합방하면 한 가지는 무효하고, 한 가지는 유효할 때 필요 없는 약을 처방한 꼴이 된다. 한방처방은 구성 약물수가 적을수록 날카로운 맛이 있기 때문에 가능하면 적은 처방으로 대처해야 한다. 반면, 유효함을 이미 확인한 것들을 합방하는 것은 의미가 있다. 합방한 것과 하지 않은 것, 둘 중 어느 쪽이 더 효과가 있는지 생각해 보는 것도 자신의 실력을 스텝 업(step up)시킬 수 있는 좋은 공부법이다.

● 현대 한방 처방 선택의 철칙 10

1가지 처방을 확실히 한 후에 병용을…

처방이 효과가 있다는 것을 체감하면, 자신도 모르게 여러 가지 증상에 한방처방을 사용하고 싶어진다. 그 결과, 처방수가 증가하기도 한다. 그런 기분을 억누르고 돌아가더라도 1가지 처방씩 사용해 가야 한다. 복수의 처방으로 치료를 시작하게 되면, 어떤 것이 효과가 있었는지 알 수 없다. 무효한 약을 알아가는 것도 사실 중요하며, 무엇이 유효한 지를 알아둔 후에 병용해야 한다. 병용하더라도 꽤 효과적이지만, 처음부터 병용하는 것은 피하는 자세가 필요하다.

예외 例外

사실 처음부터 복수의 처방을 권하는 의사들도 있다. 하지만 한방처방은 여러 약재 합산의 결과물이다. 약재수가 늘어나면 처방 효과가 감소될 가능성이 늘어난다. 과거 역사 속에서부터 경험적으로 지속되어 온 병용(합방)은 문제가 없다. 경험에 기초한 것이 한의약이다. 콘센서스(consensus)의 집대성이라고도 말할 수 있다. 그렇기 때문에 유명하지 않은 조합을 사용할 때는 주의가 필요하다.

코멘트 COMMENT

처음부터 합방된 것을 엑기스제로 만들어 둔 것도 있다. 시박탕(柴朴湯; 소시호탕+반하후박탕), 시령탕(柴苓湯; 소시호탕+오령산), 시함탕(柴陷湯; 소시호탕+소함흉탕), 복령음합반하후박탕(茯苓飲合半夏厚朴湯), 위령탕(胃苓湯; 평위산+오령산), 저령탕합사물탕(猪苓湯合四物湯), 시호계지탕(柴胡桂枝湯; 소시호탕+계지탕), 온청음(溫淸飲; 황련해독탕+사물탕) 등이다.

● 현대 한방 처방 선택의 철칙 **11**

이런 증상에 이런 한방처방이 효과가 있나요?

한의약은 몸 전체를 치료하도록 셋업되어 있다. 한방처방을 사용하다 보면 "이런 호소나 증상에도 효과가 있구나!"와 같은 경험을 하게 된다. 한방처방의 장점, 신기함, 임상에서의 유익성을 실감하는 순간이다. 여러분도 착실히 처방하면서, 여러 가지 증상에 유효하다는 것을 체감해보자.

포인트 POINT

예를 들어 최근 나의 치험례를 뒤져보면, 소건중탕(小建中湯)은 탈모에, 대시호탕(大柴胡湯)은 꽃가루 알레르기에, 도핵승기탕(桃核承氣湯)은 하복통에, 당귀작약산(當歸芍藥散)은 원인 불명 자반증, 당귀사역가오수유생강탕(當歸四逆加吳茱萸生薑湯)은 대머리에, 계지복령환(桂枝茯苓丸)은 불면, 갈근탕(葛根湯)은 습진, 가미귀비탕(加味歸脾湯)은 생리 시 설사, 시호계지탕(柴胡桂枝湯)은 원인 불명의 복통과 요통, 억간산(抑肝散)은 등의 통증, 보중익기탕(補中益氣湯)은 호흡곤란, 육군자탕(六君子湯)은 어지러움, 반하사심탕(半夏瀉心湯)은 어깨결림, 가미소요산(加味逍遙散)은 설통증, 월비가출탕(越婢加朮湯)은 악관절증 등, 다양한 증상에 효과가 있었다.

코멘트 COMMENT

다양한 호소를 하는 분들에게는 "가장 치료 받고 싶은 증상"에 대한 플로차트상 처방을 사용한다. 그때 다른 증상도 함께 치료되는 것을 경험하면, 한방처방의 폭넓은 유효성을 실감하게 된다. 가능하면 한 처방으로 대처해야 그 처방의 유용성을 확실히 인식할 수 있다. 복수를 처방하면 그 효과가 어떤 것으로 인한 것인지를 판단하기 어렵다. 가능하면 한 가지 처방으로 치료해야 즐거움도 커진다. 그리고 공부가 된다.

● 현대 한방 처방 선택의 철칙 **12**

계지탕을 추가하면 마일드(허증 경향)해 진다

한방처방을 부드럽게 만드는 방법 중 하나가 계지탕(桂枝湯)을 추가하는 것이다. 고전에서는 마황탕(麻黃湯)으로 발한시킨 후에는, 계지탕과 마황탕을 합친 계마각반탕을 복용하도록 하고 있다. 마황탕을 감량하는 방법을 사용하지 않았던 것이다. 마황부자세신탕(麻黃附子細辛湯)으로 발한시킨 후에도 계지탕+마황부자세신탕[≒계강조초황신부탕(桂薑棗草黃辛附湯)]을 사용하도록 하고 있다. 계지탕이 약의 힘을 약하게 하는 것으로, 시간이 경과했을 때나 약간 허약해졌을 때에 병용해야 한다고 생각한다.

포인트 POINT

양약의 경우, 약의 힘을 약화시키기 위해서는 복용량을 줄여야 한다. 한방처방은 사실 약의 총량이 그다지 작용에 영향을 주지 않는다. 오히려 각 약재 합산과 밸런스가 작용에 크게 영향을 준다. 계지탕을 추가한다는 것도 그런 예에 해당한다. 마황제 등은 총량을 증가시켜 효과를 증가시키는 작전도 있지만, 그 반대로 총량을 감소시켜 효과를 감소시킬 수 있는가를 생각해 보면 그렇지는 않다.

코멘트 COMMENT

계지탕 속 계지의 양을 증량시킨 것이 계지가계탕(桂枝加桂湯)이다. 가장 허약한 사람용 급성 발열성 질환에 대한 한약처방이다. 소시호탕(小柴胡湯)에 계지탕을 추가한 것이 시호계지탕(柴胡桂枝湯)으로 소시호탕보다 허증용 처방이다. 반대로 계지탕에 마황과 갈근을 추가하면, 갈근탕(葛根湯)이 되는데, 이것은 건강한 사람의 급성 발열성 질환에 대한 한약이다. 이런 것을 보면, 한방처방이 합산과 밸런스를 이용하여 환자별 라인업을 이루고 있음을 알 수 있다.

● 현대 한방 처방 선택의 철칙 **13**

마황을 복용할 수 있는가 없는가는 복용해 보지 않고는 알 수 없다

《정말로 내일부터 사용할 수 있는 한방약 시리즈》의 기본 컨셉 중 하나가 "허실(虛實)은 소화 기능을 반영한다."이다. 위(胃)에 부담을 줄 수 있는 마황(麻黃)을 복용할 수 있는 사람은 실증(實證), 복용할 수 없는 사람이 허증(虛證)이다. 경험적으로 아날로그적으로 허실(虛實)을 표현하고 있는 표나 일러스트를 자주 볼 수 있다. 그것은 허증과 실증을 암시하는 내용일 뿐이다. 곧, 최종적으로 마황을 복용해 보지 않는다면, 알 수 없다고 생각한다. 이런 것이 처방 선택에 매우 중요하다.

예외 例外

보통 마황을 복용하면 메슥메슥, 두근두근 거리는 사람들도, 인플루엔자로 고열이나 관절통이 생기면 하루 정도는 마황탕(麻黃湯)을 복용할 수 있다. 보통은 마황탕 등을 복용해도 꿈적도 하지 않던 사람이 스트레스나 피로감 등이 있을 때는 마황탕 복용 후 메슥메슥, 두근거림이 생기기도 한다. 허증이나 실증은 시간적으로도 상대적인 것, 변화할 수 있다는 것을 알아두어야 한다. 그것이 처방 선택에 큰 도움이 된다.

코멘트 COMMENT

물살 경향인 사람은 근육량이 적어 보통은 허증(虛證)으로 생각된다. 방기황기탕(防己黃芪湯) 등이 물살용 체중 감량약으로 사용되고 있다. 물살 타입인 중년 이후 여성은 변형성 슬관절증으로 고생한다. 변형성 슬관절증 통증에는 월비가출탕(越婢加朮湯)도 잘 듣는다. 그때 무조건 허증이라서 월비가출탕은 사용할 수 없다고 결정할 것이 아니라, 일단은 시도해 보는 태도를 갖추는 것이 중요하다.

● 현대 한방 처방 선택의 철칙 **14**

시호가용골모려탕의 신기함, 허증에도 꽤 사용된다

시호제(柴胡劑)를 실증(實證)부터 허증순으로 나열하면 다음과 같다. 대시호탕(大柴胡湯), 시호가용골모려탕(柴胡加龍骨牡蠣湯), 사역산(四逆散), 소시호탕(小柴胡湯), 시호계지탕(柴胡桂枝湯), 시호계지건강탕(柴胡桂枝乾薑湯). 이 중에서 시호가용골모려탕은 대시호탕에 용골과 모려를 추가한 것인지, 소시호탕에 용골과 모려를 추가한 것인지, 또는 전혀 다른 것인지가 명확하지 않다. 시호제에 진정 효과가 있는 용골과 모려라는 약재를 추가한 것이라고 생각하는 것이 처방 선택 시에 유용하다.

예외 例外

시호가용골모려탕은 쯔무라 엑기스제의 경우, 시호(柴胡), 황금(黃芩), 반하(半夏), 계피(桂皮), 복령(茯苓), 인삼(人蔘), 대조(大棗), 생강(生薑), 용골(龍骨), 모려(牡蠣) 10가지 약재로 구성된다. 허증 경향에 사용되는 인삼, 계피 등이 함유되어 있다. 대시호탕 다음에 놓일 실증용이라는 이미지가 아니다. 실제 임상에서 사용해 보면 꽤 허증인 사람에게도 유효하며, 불쾌한 작용도 일어나지 않는다. 원전에는 대황(大黃)과 연단(鉛丹)이 들어가 있는데, 모두 엑기스제에는 함유되어 있지 않다. 연단은 중독 방지를 위해서 빠져 있다. 또한 대황이 함유되어 있지 않기 때문에 허증에도 쉽게 사용할 수 있다.

코멘트 COMMENT

시호제 분류는 실증부터 허증순으로 나누는 교과서적인 분류보다도 다음과 같은 분류가 처방 선택에 도움이 된다. 완하(緩下), 항염증, 구어혈작용(驅瘀血作用)이 있는 대황을 함유한 시호제인 대시호탕, 진정 작용이 있는 용골과 모려를 함유한 시호제인 시호가용골모려탕, 작약과 감초를 함유한 시호제인 사역산, 소시호탕은 시호제의 왕, 계지탕이 추가되어 소시호탕을 허증 경향화시킨 시호계지탕, 열약(熱藥)인 건강을 함유한 시호제인 시호계지건강탕.

● 현대 한방 처방 선택의 철칙 15

허실은 혼재되어 있다, 실증 경향 처방+허증 경향 처방도 OK

한의약 관련 책이나 강연회에서는 "허실(虛實)은 혼재되어 있다."라는 말을 많이 한다. 무엇이든 임상에 도움이 될 만한 개념은 가져다 써야 한다. 처방 선택의 방편으로 이용해 본다. 허증용과 실증용 처방을 병용해도 좋은 경우가 있다. 물살 경향 타입의 사람에게 제1선택약인 방기황기탕(防己黃芪湯)과 마황(麻黃)이 1일 용량 당 6g 포함되어 있는 튼튼한 체형 타입용 월비가출탕(越婢加朮湯)을 병용시키는 것이 전형적인 방법이다. 변형성 슬관절증에 다용할 수 있는 방법이다.

포인트 POINT

주요 허증용-실증용 병용례는 다음과 같다. 보중익기탕(補中益氣湯)+계지복령환(桂枝茯苓丸), 보중익기탕+황련해독탕(黃連解毒湯), 보중익기탕+갈근탕(葛根湯), 시호계지건강탕(柴胡桂枝乾薑湯)+계지복령환, 시호계지건강탕+황련해독탕, 팔미지황환(八味地黃丸)+황련해독탕, 팔미지황환+도핵승기탕(桃核承氣湯) 등이 자주 사용되는 조합이다. 또한, 허실이 혼재되어 있는 것 같아 고민될 때 보(補)하는 처방을 먼저 투여하는 방법을 취할 수도 있다.

코멘트 COMMENT

"허실이 혼재되어 있다."는 것은 궁극적으로 무엇이든 사용이 가능하다는 것이다. 서양의학의 보완의료로 한의약을 사용할 때, 보험 적용 한방 엑기스제를 사용할 경우, 잘못 처방해도 사망한다던지 중대한 부작용이 발생하진 않는다. 그렇기 때문에 "우선 사용해 볼까?"와 같은 편안한 마음가짐으로 처방해도 괜찮다. 허증용과 실증용 처방을 병용하는 방법도 있으니까.

● 현대 한방 처방 선택의 철칙 16

생리 임신 출산 관련 호소에는 당귀작약산

여성 한방처방의 필두는 당귀작약산(當歸芍藥散)이다. 특히 생리, 임신, 출산에 동반된 호소나 그로 인해 악화된 호소에는 당귀작약산이 유효하다. 꼭 퍼스트 초이스(first choice)로 시도해 보자. 당귀작약산이 효과가 없으면, 다양한 구어혈제(驅瘀血劑) 처방을 시도해 보자. 당귀작약산은 불임에도 유효하지만, 습관성 유산에도 유효하다. 산후 회복이 나쁠 때에도 자주 사용되어 왔다. 그러한 과거의 지혜를 현대 서양의학적인 지식과 병용한다면 더욱 좋겠다.

포인트 POINT

생식 의료의 진보는 눈부시다. 아이를 원할 때, 한방처방만으로 해결하려는 태도를 취하는 것은 피하는 것이 좋다고 생각한다. 아직 시간적 여유가 있는 부인의 경우, 한방처방만으로 도전해 보는 것도 괜찮다. 하지만 시간적 여유가 그다지 없을 때에는 물론 서양의학적인 불임 치료를 최우선으로 해야 한다. 정자의 운동 능력 저하에 보중익기탕(補中益氣湯)이 유효하다고 알려져 있다. 그래서 부부가 함께 한방처방을 복용하도록 하는 것도 의미가 있다.

코멘트 COMMENT

생리에 동반되는 유방 통증이나 대복재정맥을 따라 나타나는 통증에도 당귀작약산이 유효하다. 산후 요통에도 유효하다. 어쨌든 생리, 임신, 출산 관련 호소에는 우선 당귀작약산을 사용해 보자. 그 외 계지복령환(桂枝茯苓丸), 가미소요산(加味逍遙散)을 부인 관련 질환에 사용할 수 있다. 이 처방들을 사용하면 상당한 영역의 호소를 커버할 수 있다. 부인병 관련 진료 시, 처방이 잘 떠오르지 않을 때는 우선 당귀작약산, 계지복령환, 가미소요산부터 시도해 보자.

● 현대 한방　처방 선택의 철칙 **17**

실증용과 허증용을 기억하자

"○○의 이처방(裏處方)은 □□다"라고 이야기한다. "가능하면 저 처방을 복용시키고 싶은데, 허증이라 복용시킬 수 없으니, 대신 이것을 복용시키자."라는 의미다. 이런 조합을 기억해 두면 처방 선택의 힌트가 된다. 둘 중 무엇을 처방할지 고민된다면 허증용부터 사용해 보면 되는데, 마황(麻黃)이나 대황(大黃) 등이 포함되어 있는 처방이 아니라면, 무엇을 먼저 처방해 주더라도 부작용이 일어날 일은 거의 없을 것이다.

포인트 POINT

마황탕(麻黃湯)의 이(裏)처방은 마황부자세신탕(麻黃附子細辛湯)이다. 소청룡탕(小靑龍湯)의 이(裏)처방은 영감강미신하인탕(苓甘薑味辛夏仁湯)이다. 또한 보중익기탕(補中益氣湯)은 소시호탕(小柴胡湯)의 허증 버전이라고들 한다. 진무탕(眞武湯)은 음증(陰證) 갈근탕(葛根湯)이라고도 불린다. 그 외 실증용과 허증용 처방을 살펴보면, 다음과 같다. 청폐탕(淸肺湯)과 자음지보탕(滋陰至寶湯), 시호가용골모려탕(柴胡加龍骨牡蠣湯)과 계지가용골모려탕(桂枝加龍骨牡蠣湯), 여신산(女神散)과 가미소요산(加味逍遙散), 우차신기환(牛車腎氣丸)과 청심연자음(淸心蓮子飮), 반하사심탕(半夏瀉心湯)과 인삼탕(人蔘湯), 계지복령환(桂枝茯苓丸)과 당귀작약산(當歸芍藥散)이 세트가 된다.

코멘트 COMMENT

마황탕은 마황이 1일 당 5g, 마황부자세신탕은 4g 들어가 있다. 마황부자세신탕은 가장 부드러운 마황제라고 불리지만, 마황 용량으로만 보면 소청룡탕이 3g으로 가장 적다. 마황의 용량 외에, 같이 들어가 있는 약재가 마황부자세신탕을 부드럽게 하는 것이다. 한방처방이 각각의 약재 단순 조합이 아닌 여러 약재 합산의 지혜임을 보여주는 한 예이다. 소청룡탕은 마황이 들어 있어 꽃가루 알레르기에 유효한 것으로 알려져 있는데, 그 이(裏)처방인 영감강미신하인탕에는 마황이 들어 있지 않다. 이런 것을 볼 때, 약재 간 협력이 매우 중요하다.

● 현대 한방 처방 선택의 철칙 **18**

우선 급성 증상을 치료하고, 만성 증상은 천천히 치료한다

한의약은 각 약재 합산의 결과물이다. 그렇기 때문에 하나하나 처방을 추가해 가다보면, 오히려 효과가 나빠지거나 효과가 없어져 버리기도 한다. 급성기와 만성기 증상이 같이 있을 때에는 우선 급성기 증상을 치료한다. 급성기 쪽이 빨리 치료될 가능성이 높기 때문이다. 급성기 증상을 치료한 후에 천천히 침착하게 만성기 증상을 치료해야 한다. 급성기 치료를 할 때는 보통 만성기 증상에 대한 처방은 사용하지 말자.

포인트 POINT

서양의학으로 치료하려고 할 때, 환자분이 제멋대로 급성기 치료약만 복용하고, 만성 질환 치료약을 쉬면 혼난다. 감기에 걸려 PL 과립을 복용한다고 해서 평소 복용하던 혈압약이나 당뇨병약을 휴약하면 안 된다고 지도한다. 하지만, 한방처방으로 감기를 치료할 때는 평소 복용하던 만성 질환이나 몸 상태 불량, 미병(未病)에 대한 처방을 휴약하도록 하는게 좋다. 이건 만약의 이야기인데, 평소 복용해 오던 약을 복용한 후, 감기 증상이 생겼을 경우에는 바로 감기 한약을 복용하도록 하면 된다.

코멘트 COMMENT

나는 지금도 대시호탕(大柴胡湯)과 계지복령환(桂枝茯苓丸)을 복용하고 있다. 몸 전체의 상태가 좋아지기 때문이다. 감기에 걸리면 갈근탕(葛根湯)을 복용한다. 그리고 웬만하면, 대시호탕과 계지복령환은 휴약한다. 과로로 피곤할 때는 보중익기탕(補中益氣湯)을 복용한다. 이때도 평소 복용하던 처방은 중지한다. 하지만 두 처방을 함께 복용하더라도 꽤 유효하다. 이것은 일종의 관습이다. 그러니까 그다지 얽매일 필요는 없다.

● 현대 한방 처방 선택의 철칙 **19**

한 눈에 딱 들어올 때는 주의가 필요

정석이나 플로차트에 너무나도 딱 들어맞을 때는 주의가 필요하다. 에도 말기~메이지 시대의 거장인 아사다 소하쿠(淺田宗伯)의 《율원의훈오십칠칙(栗園医訓五十七則)》에 "선입견 없이 환자를 진료해야 한다. 어떤 병을 치료할 때라도 자칫 한 눈에 딱 들어올 때, 그 박자에 맞추다가 오류가 나니까."라는 말이 있다. 너무나도 간단하게 결론이 나올 때는 조심하라는 사인이 들어온 것이다. 확실히, 조금 더 상세하게 물어보고, 병의 상태를 파악해 보면, 또 다른 정석에 실려 있는 내용이 있을 것이다. 이때, 당황하지 말고 다시 다른 정석에 맞춰 가면 된다.

포인트 POINT

'플로차트 한방약 치료'는 꽤 유효하다. 실제로 임상에서 사용해 보면, 서양의학으로 치료되지 않던 호소와 병의 상태가 편해진다. 그런 처방에 익숙해지면 환자분들이 하는 이야기를 반 정도만 듣고도 결론에 이를 때가 있다. 그때 대부분은 맞는 판단을 한 것이지만, 보다 좋은 처방이 있었음을 이후에 알게 되기도 한다. 예를 들어, 꽃가루 알레르기를 호소하는 환자를 소청룡탕증(小青龍湯證)이라고 생각했는데, 이후 말을 하던 중 임신 중이었던 것을 알게 되어 당귀작약산(當歸芍藥散)을 처방한 적이 있다.

코멘트 COMMENT

한 눈에 딱 들어올 때는 오히려 신경 쓰면서 주의해야 한다는 것이다. 아사다 소하쿠 선생의 말도 그렇고, 내 경험상도 확실히 그렇다. 허심탄회하게 환자를 접하고, 사념을 버리고 환자를 대하며, 언제나 초심을 잃지 않고 환자를 대해야 한다는, 당연한 일을 많은 환자들을 보다보면 잊게 되기 쉽다. 담담하게 진료해 가는 것이 사실 쉬운 일은 아니다.

● 현대 한방 처방 선택의 철칙 20

한약을 구성하는 약재를 통해
유효성 유추를…

길경(桔梗)에는 배농작용이 있다는 것을 알면, 길경탕(桔梗湯)과 소시호탕가길경석고(小柴胡湯加桔梗石膏), 배농산급탕(排膿散及湯)의 약효를 이해할 수 있다. 자윤작용(滋潤作用)을 통해 맥문동탕(麥門冬湯)은 마른기침에 유효한데, 장(腸)에도 자윤작용이 영향을 주면, 변비해소도 가능하다. 황기(黃芪)는 땀을 멈추므로 방기황기탕(防己黃芪湯)과 황기건중탕(黃芪建中湯), 보중익기탕(補中益氣湯)에도 땀을 멈추는 작용이 있다. 형개(荊芥)와 연교(連翹)는 피부 질환에 효과를 보이기 때문에, 형개연교탕(荊芥蓮翹湯)도 피부 질환에 대한 효과를 보인다. 신이(辛夷)는 코 관련 호소에 유효하며, 그래서 신이청폐탕(辛夷淸肺湯), 갈근탕가천궁신이(葛根湯加川芎辛夷)도 코에 유효하다.

포인트 POINT

한방처방은 각 약재 합산의 지혜로, 각 약재의 작용을 강화시키고, 부작용을 경감시키며, 새로운 작용을 만들어 내기도 한다. 약재를 이해함으로써 모든 것을 알 수 있는 것은 아니지만, 분명 구성 약재의 유효성이 처방 자체에도 작용하는 측면이 있다. 의이인(薏苡仁)은 율무로 피부 질환에 대한 효과로 유명하다. 그렇다 보니 계지복령환가의이인(桂枝茯苓丸加薏苡仁)도 피부 질환에 쓰인다. 하지만, 의이인탕(薏苡仁湯)은 사실 마황제로 의이인과 마황(麻黃) 조합의 항염증, 진통 작용이 보다 중요하게 작용한다.

코멘트 COMMENT

한방처방은 약재의 합산이다. 그렇기 때문에 처방을 구성하는 약재가 전부라고는 할 수 없지만, 몇 가지가 떠오르면 훨씬 이해하기 편해지며, 처방 선택 범위도 넓어진다. 그리고 약재의 약효를 알게 되면, 점점 한방처방의 신기함을 체감할 수 있게 되고, 처방 선택에도 도움이 된다. 약재 하나, 또는 복수의 약재를 입력하여 그것을 함유하고 있는 처방을 딱 보여준다면 좋을 것이다. 그런 iPhone 어플도 지금 제작 중이다.

● 현대 한방 처방 선택의 철칙 21

대황 유무로 처방을 생각하자

비슷한 처방을 대황(大黃) 유무로 이해하면 처방 선택에 도움이 된다. 황련해독탕(黃連解毒湯)은 황련(黃連), 황금(黃芩), 황백(黃柏), 산치자(山梔子) 4종류의 약재로 구성된 처방으로 상역감, 초조함, 고혈압, 습진 가려움, 코피, 불면, 흥분 등에 유효하다. 비슷한 작용이 있는 약으로는 삼황사심탕(三黃瀉心湯)이 있는데, 이 처방은 황련, 황금, 대황(大黃) 3종류의 약재로 구성된다. 우선, 간단하게 황련해독탕에 대황을 더한 것이 삼황사심탕이라고 이해해 보자.

포인트 POINT

황달의 성약인 인진호탕(茵蔯蒿湯)은 인진호(茵蔯蒿), 산치자, 대황 3가지 약재로 구성된 처방이다. 습진과 두드러기에도 유효한데, 인진호탕을 복용했을 때 설사하게 되면 인진오령산(茵蔯五苓散)을 사용한다. 인진오령산은 인진호, 계피(桂皮), 택사(澤瀉), 복령(茯苓), 창출(蒼朮), 저령(猪苓) 6가지 약재로 구성되는데, 간단하게 인진호탕에서 대황을 뺀 것이 인진오령산이라고 생각하면 쉽게 이해할 수 있을 것이다.

코멘트 COMMENT

계지가작약탕(桂枝加芍藥湯)에 대황을 추가한 것이 계지가작약대황탕(桂枝加芍藥大黃湯)이다. 치질에 효과가 있는 을자탕(乙字湯)에도 대황이 들어있다. 설사를 하게 되면 치질이 악화될 수 있다. 그때는 대황이 포함되어 있지 않은 치질약으로 계지복령환(桂枝茯苓丸)을 사용할 수 있다. 시호제의 분류도, 대황이 포함된 시호제로 대시호탕(大柴胡湯)이 있다고 생각하면 처방 선택에 유익하다. 또한 대황을 함유한 구어혈제(驅瘀血劑)로 도핵승기탕(桃核承氣湯), 통도산(通導散), 대황목단피탕(大黃牧丹皮湯)이 있다는 것도 알아두면 좋다.

● 현대 한방 처방 선택의 철칙 **22**

약재 합산으로 작용이 변한다

한방처방은 약재 합산의 결과로 효과를 나타낸다. 약재와 약재의 합산으로 효과가 달라진다는 것은 당연히 과거에도 알고 있었던 것이다. 마황(麻黃)+계피(桂皮)로 땀이 나오게 된다. 마황+석고(石膏) 조합으로는 땀이 멈춘다. 이것은 유명한 이야기다. 마황탕(麻黃湯), 갈근탕(葛根湯)에는 확실히 마황과 계피가 함께 포함되어 있다. 마행감석탕(麻杏甘石湯)에는 마황과 석고가 포함되어 있다. 이런 식으로 생각해 보면, 땀이 나게 하여 감기를 조기 퇴치해야 할 때는 마황탕, 갈근탕, 그 후에는 마행감석탕을 사용하는 것도 이해가 된다.

예외 例外

상한론에서는 마황탕보다 실증 경향의 급성 발열성 질환에 사용할 수 있는 한약으로 대청룡탕(大靑龍湯)을 제시하고 있다. 대청룡탕은 마황, 계피, 감초(甘草), 행인(杏仁), 생강(生薑), 대조(大棗) 그리고 석고(石膏)가 들어 있다. 마황과 계피로 땀이 나게 하고, 마황과 석고는 땀을 멈추게 하기 때문에 뭔가 모순이 된다. 역시 약재 구성을 통해 이해하는 것도 좋지만, 최종적으로는 처방 전체로 이해해야 한다. 약재 각각을 통해 약재의 합산을 추정하는 것에는 한계가 있는 것이 사실이다.

코멘트 COMMENT

반하(半夏) 파편을 베어 먹어보면, 매우 아린 맛이 있다. 먹자마자 바로 직후에 나타난다. 그러한 아린 맛을 가라앉히는 것이 생강(生薑)이다. 그렇기 때문에 반하를 함유한 처방 대부분에 생강 또는 건강(乾薑)이 같이 포함되어 있다. 반하는 맥문동(麥門冬)과 함께 쓰이면, 기를 가라앉히는 효과가 있다고 알려져 있다. 맥문동탕(麥門冬湯), 조등산(釣藤散), 온경탕(溫經湯)에서 그 효과가 나타난다. 그리고 '계피는 위로, 작약(芍藥)은 아래로'라고 하는데, 그렇게 보면 계지탕(桂枝湯)은 머리 쪽에, 작약을 증량한 계지가작약탕은 복부에 효과를 발휘하는 것도 이해가 된다.

● 현대 한방 처방 선택의 철칙 **23**

엑기스제를 합쳐 옛 처방을 만들어내자

예로부터 상성(相性)이 좋은 조합은 한약+한약, 한약+약재로 빈용되어 왔다. 그런 지혜도 사용해 보자. 육군자탕(六君子湯)은 단독으로도 유효하지만, 향사육군자탕(香砂六君子湯), 시작육군자탕(柴芍六君子湯)도 유명하다. 엑기스제로 만들려면 향사육군자탕≒향소산(香蘇散)+육군자탕(六君子湯), 시작육군자탕≒사역산(四逆散)+육군자탕 또는 시호계지탕(柴胡桂枝湯)+육군자탕으로 만들면 된다.

예외 例外

시소음(柴蘇飮)은 소시호탕(小柴胡湯)+향소산, 연주음(連珠飮)은 영계출감탕(苓桂朮甘湯)+사물탕(四物湯)이다. 소시호탕+황련해독탕(黃連解毒湯)은 시호해독탕(柴胡解毒湯)이라고 부르며, 불명열(不明熱)에 유효한 것으로 알려져 있다. 미맥익기탕(味麥益氣湯)≒맥문동탕(麥門冬湯)+보중익기탕(補中益氣湯), 조중익기탕(調中益氣湯)≒진무탕(眞武湯)+보중익기탕 또는 계강조초황신부탕(桂薑棗草黃辛附湯)≒계지탕(桂枝湯)+마황부자세신탕(麻黃附子細辛湯) 등도 한방 엑기스제로 만들 수 있다. 한 번 사용해 보자.

코멘트 COMMENT

향사육군자탕은 사실 육군자탕+향부자(香附子), 곽향(藿香), 축사(縮砂)로 향소산 엑기스제로는 향부자를 추가할 수 있을 뿐이다. 시작육군자탕은 사역산 엑기스제를 추가하면 시호와 작약 이외에 지실, 감초도 추가하게 되고 만다. 왠지 조금 다른 가감 같은데, 효과만 있다면 일단 된 것이다. 과거의 지혜를 참고하여 지금 간단하게 사용할 수 있는 한방 엑기스제로 새로운 조합을 만들어 봐도 좋을 것이라 생각한다.

● 현대 한방 처방 선택의 철칙 24

당귀탕은 삼기제로 산초가 들어있다, 대건중탕의 친척 같은 처방

당귀탕(當歸湯)은 오츠카(大塚) 선생이 애용하던 처방이다. 과거에는 흉통에 사용했다. 심근경색이나 협심증에도 때때로 사용했다. 하지만 지금 저런 흉통 분야는 서양의학의 단독 무대다. 당귀탕은 서양의학적으로는 잘 알 수 없는 흉통에 사용해 볼 수 있다. 늑간신경통에도 좋고, 흉부 대상포진에도 좋다. 원인 불명인 흉부 위화감에도 유효할 것 같다. 신기한 약으로 처음에는 사용하기 어렵기 때문에 여기서 내가 한 번 언급해 본다.

포인트 POINT

당귀탕은 글자 그대로 당귀(當歸)를 함유하고 있지만, 실제론 삼기제(蔘芪劑)다. 인삼과 황기도 함유하고 있어 보중익기탕(補中益氣湯)이나 십전대보탕(十全大補湯)처럼 기력 체력을 올려주는 처방이다. 그리고 특징적인 것은 산초(山椒)를 함유하고 있다는 것이다. 대건중탕에 산초가 함유되어 있다는 것은 유명하지만, 당귀탕에도 산초가 들어 있어, 이것이 꽤 진통 효과를 가지고 있는 것으로 생각된다. 대건중탕(大建中湯)은 산초 외에도 건강(乾薑), 인삼(人蔘), 교이(膠飴)가 포함되어 있다. 건강(乾薑)과 인삼도 당귀탕에 들어 있다.

코멘트 COMMENT

소화기 외과 영역에서 장폐색을 보이는 환자에게 대건중탕을 빈용하는데, 효과도 좋다. 대건중탕에서 교이를 빼고, 당귀, 반하(半夏), 계피(桂皮), 후박(厚朴), 작약(芍藥), 황기(黃芪), 감초(甘草)를 추가한 것이 당귀탕이다. 구어혈(驅瘀血) 효과가 있는 당귀, 기분을 상쾌하게 하는 계피와 후박 등도 포함되어 있으므로 앞으로 이용할 기회가 많을 것이라고 나는 생각한다.

● 현대 한방 처방 선택의 철칙 **25**

과거 대승기탕은 빈용 처방, 변비를 치료하면 기가 풀린다

대승기탕(大承氣湯)은 대황(大黃), 망초(芒硝), 후박(厚朴), 지실(枳實) 4가지 약재로 구성된다. 대황과 망초가 들어 있기 때문에 기본적으로 실증용 약이다. 지금은 변비약으로 생각되고 있지만, 《유취방광의(類聚方廣義)》 등에서는 상당한 지면을 할애하여 대승기탕에 대해 설명하고 있다. 그만큼 빈용되었던 것이다. 항생제가 없던 시대에 항균 작용과 유사한 효과를 가지고 있는 대황이 포함된 제제를 빈용했던 것이다. 통도산(通導散)은 대승기탕과 구어혈(驅瘀血) 작용을 가지고 있는 약재인 홍화(紅花), 당귀(當歸)가 포함되어 있는 처방이다.

예외 例外

대황은 하제(下劑)이지만, 감염성 설사에 사용하면 설사가 치료된다. 구성 약물 중 하나인 대황은 단독으로 장군탕(將軍湯)이라는 처방으로 불린다. 이 처방은 조현병 같은 병에 사용되어 왔다. 대황은 또한 구어혈 효과도 있다. 대황목단피탕(大黃牧丹皮湯)은 급성 충수염 유사 증상 초기에 빈용되어 왔다. 대황과 목단피(牧丹皮)가 중요한 구성 약물이다. 그렇기 때문에 대황을 단순한 하제라고 기억해서는 안 된다.

코멘트 COMMENT

대승기탕과 비슷하게 '승기(承氣)'라는 글자가 들어가 있는 한방 엑기스제로는 조위승기탕(調胃承氣湯; 대황, 망초, 감초), 도핵승기탕(桃核承氣湯; 대황, 망초, 감초, 도인, 계피)이 있다. 모두 기(氣)를 푸는 작용이 있기 때문에 그렇게 이름 붙여진 것이다. 도핵승기탕을 복용하면 쾌변을 본다는 부인은 "바나나 같은 변이 나와서, 기분도 최고다."라며 기뻐했다. 이것이 승기(承氣)라는 상태인가 하고 언제나 생각한다. 이렇게 대황과 망초를 포함한 처방은 기본적으로 승기탕류(承氣湯類)다.

● 현대 한방 처방 선택의 철칙 **26**

여성의 묘약인 사물탕과 병용한다

사물탕(四物湯)은 여성의 묘약으로 알려져 있는데, 여성의 다양한 증상에 잘 듣는다. 하지만 단독으로 처방하는 경우는 적고, 대부분 다른 처방이나 약재에 추가하여 처방한다. 사물탕+황련해독탕(黃連解毒湯)은 온청음(溫淸飮)이라는 엑기스제로 유명하다. 사물탕이 포함된 엑기스제로는 십전대보탕(十全大補湯), 궁귀교애탕(芎歸膠艾湯), 대방풍탕(大防風湯), 당귀음자(當歸飮子), 칠물강하탕(七物降下湯) 등이 있다. 사물탕+영계출감탕(苓桂朮甘湯)은 연주음(連珠飮)으로 불린다. 사물탕+팔미지황환(八味地黃丸), 사물탕+가미소요산(加味逍遙散)도 많이 사용되고 있다.

포인트 POINT

궁귀교애탕은 사물탕에 감초(甘草), 애엽(艾葉), 아교(阿膠)를 추가한 것이다. 3세기경에 쓰여 진 《금궤요략(金匱要略)》에 계지복령환(桂枝茯苓丸), 당귀작약산(當歸芍藥散)과 함께 나와 있다. 반면 사물탕은 12세기의 《화제국방(和劑局方)》이 출전이다. 궁귀교애탕이 있었다는 것은 그 이전에 사물탕이 이미 있었던 것이 아닌가 추측하게 한다. 왜, 사물탕이 1천년 가까이 뒤에 등장했는지 나로선 불가사의하다. 사람이 다르고, 약재가 다르며, 병이 달라서일지도 모르겠다. 알고 있었지만 기록을 안했던 것일 수도 있지 않을까?

코멘트 COMMENT

십전대보탕은 사물탕+사군자탕(四君子湯; 인삼, 복령, 감초, 창출+계피(桂皮)+황기(黃芪)이다. 사군자탕에는 그 외에 대조(大棗)와 생강(生薑)이 들어있으나, 엑기스제 십전대보탕에는 이 두 가지 약재가 없다. 원전인 《화제국방》에도, 아무리 봐도, 10가지 약재밖에 기록되어 있지 않다. 하지만 그것을 대조와 생강을 함께 달인다고는 적혀 있다. 곧 12가지 약재로 구성된 것이다.

● 현대 한방 처방 선택의 철칙 **27**

통증에는 우선 작약감초탕

작약감초탕(芍藥甘草湯)은 작약(芍藥)과 감초(甘草) 2가지 약재로 구성된 처방이다. 근육의 과잉 수축으로 인한 통증 전반에 유효하다. 유명한 유통성(有痛性) 근경련, 딸꾹질, 요부 염좌, 위통(胃痛), 설사, 생리통, 요관 결석 통증, 아이들의 야간 울음 등에도 유효하다. 신기한 점은 횡문근 뿐 아니라 평활근에도 유효하다는 것이다. 가방에 넣어두면 편리한 처방으로 국내외 불문하고 출장 시에도 지참하면 좋다. 보통 증상이 있을 때마다 복용하면 좋은 처방이다. 스포츠 전에 복용하면 쥐나는 것을 예방할 수도 있다.

예외 例外

구성 약물수가 적은 처방은 예리한 맛이 있지만, 상용(常用)하게 되면 효과가 없어지거나, 효과가 나빠질 수도 있다. 따라서 우선 통증에는 작약감초탕을 복용시키고, 복통이라면 시호계지탕(柴胡桂枝湯), 요부 염좌라면 소경활혈탕(疏經活血湯), 생리통일 경우, 계지복령환(桂枝茯苓丸), 요관 결석에는 저령탕(猪苓湯) 등을 병용한다. 유통성 근경련은 작약감초탕으로 어느 정도 좋아지지만, 팔미지황환(八味地黃丸) 또는 우차신기환(牛車腎氣丸)으로 변경하고, 가능한 작약감초탕은 그때그때 복용하도록 하는 것이 좋다.

코멘트 COMMENT

작약과 감초가 포함된 처방은 계지탕류(桂枝湯類; 계지탕, 갈근탕, 계지가작약탕, 계지가출부탕, 계지가용골모려탕 등), 사역산(四逆散), 건중탕류(建中湯類; 소건중탕, 황기건중탕, 당귀건중탕 등)가 있다. 모두 복부진찰 시 복직근연급(腹直筋攣急)을 보이지만, 통증에 대한 예리함은 작약과 감초만으로 구성된 작약감초탕이 최고다. 약재를 추가적으로 더하다 보면, 효과가 줄어든다는 것을 느낄 수 있다.

● 현대 한방 처방 선택의 철칙 28

반대 증상에 효과를 보이는 경우도

한방처방은 각 약재들이 합산된 형태다. 그리고 반대 작용을 가진 약재들이 같이 포함되어 있는 경우도 있다. 그것은 다른 약재의 폭주를 막기 위함이라고 알려져 있다. 반대 작용으로 보이는 작용을 둘 다 가지고 있는 처방들이 있으니, 처방 선택 시 참고로 활용해야 한다. 산조인탕(酸棗仁湯)은 잠을 잘 수 없을 때 약으로 유명하지만, 잠을 과도하게 자서 힘들 때도 좋은 효과를 보인다. 오령산(五苓散)은 물이 정체되었을 때에는 소변량을 증가시키지만, 탈수 상태에서는 소변량을 증가시키지 않는 것으로 알려져 있다. 한방처방이 약재의 합산이기 때문에 가능한 특이한 효능이다.

포인트 POINT

대황(大黃)은 보통 대변을 조절하기 위해 추가된다. 전탕약을 사용할 경우, 대황을 추가하거나 증량해서 사용하며, 엑기스제를 쓸 때는 마자인환(麻子仁丸) 등을 취침 전에 투여하는 방식으로 사용한다. 이렇듯 대황이 함유된 처방은 기본적으로 사하제이지만, 감염성 설사 등에는 설사를 멈추는 작용을 발휘한다. 대황은 구어혈(驅瘀血) 작용도 있으며, 항생제가 없던 시대에 항생제 대신 사용되었다. 이러한 사실 역시 위의 내용과 맥을 같이 한다.

코멘트 COMMENT

반하백출천마탕(半夏白朮天麻湯)은 보통 기립성 저혈압 등에 유효하지만, 고혈압인 사람의 어지러움에 투여하면 혈압이 내려가기도 한다. 계지가용골모려탕(桂枝加龍骨牡蠣湯)은 허약한 사람의 발기부전에 유효하지만, 정력이 과도해서 곤란한 경우에도 사용할 수 있다. 미망인이 귀신과 성관계를 하는 꿈을 꾸었을 때 사용하는 것도 이 케이스다. 지금은 악몽을 호소하는 사람에게 투여하는데 꽤 유효하다. 이러한 반대 작용을 알아두면 처방 선택 시 유용하게 활용할 수 있다.

● 현대 한방 처방 선택의 철칙 **29**

'○○의 성약'을 기억하자

예로부터 '○○의 성약(聖藥)'으로 불리는 처방들이 있었다. 부인의 성약은 당귀작약산(當歸芍藥散), 황달의 성약은 인진호탕(茵蔯蒿湯), 구역의 성약은 소반하탕(小半夏湯), 입덧의 성약은 소반하가복령탕(小半夏加茯苓湯)이다. 곧 증상 등을 통해 자동으로 처방이 떠오르게 하는 문구들인데, 이런 것들이야 말로 이른바 플로차트적인 사고방식이다. 팔미지황환(八味地黃丸)이나 우차신기환(牛車腎氣丸)을 초로기(初老期)의 성약이라고 하는 사람도 있다.

예외 例外

소반하탕은 반하(半夏)와 생강(生薑)이다. 두 가지 약재로 구역감을 억누른다. 소반하탕 엑기스제는 없지만, 소반하탕에 복령을 추가한 소반하가복령탕은 한방 엑기스제로 사용할 수 있다. 입덧의 성약이다. 차갑게 하여 조금씩 복용하면 유효한 것으로 알려져 있다. 반하사심탕(半夏瀉心湯)에 생강을 추가하면 생강사심탕(生薑瀉心湯)이 되는데, 이 역시 구역에 유효하다.

코멘트 COMMENT

인진호(茵蔯蒿)라는 약재는 황달의 성약이다. 곧, 인진호탕 외에 인진오령산(茵蔯五苓散)도 황달에 유효하다. 인진호탕은 인진호, 산치자(山梔子), 대황(大黃) 3가지 약재로 구성된다. 인진오령산은 인진호+오령산(五苓散; 계피, 복령, 택사, 창출, 저령)이다. 대황이 들어있는 인진호탕은 퍼스트 초이스(first choice)다. 그런데 이미 환자가 설사를 하고 있을 때에는 대황이 들어있지 않은 인진오령산을 사용한다. 황달일 때는 소시호탕(小柴胡湯)+인진호탕, 그 후 만성기에는 보중익기탕(補中益氣湯)+인진호탕 조합이 빈용된다.

● 현대 한방 처방 선택의 철칙 **30**

조문을 읽을 수 있게 되면 오히려 주의가 필요!

《상한론 (傷寒論)》에 등장하는 갈근탕(葛根湯)에 대한 유명 조문은 '太陽病, 項背强几几, 無汗, 惡風, 葛根湯主之'이다. 이것은 급성 발열성 질환으로 목 어깨가 뻣뻣하고, 땀이 나지 않으며, 오풍(惡風)하는 환자에게는 우선 갈근탕을 주면 된다는 것이다. 곧, 인플루엔자여도 땀이 나지 않고, 오슬오슬하며, 목 어깨가 결리면 마황탕(麻黃湯)이 아니라 갈근탕을 선택하지 않으면 안 된다는 이야기가 될 수도 있다. 그런데, 인플루엔자일 경우에는 오토매틱하게 마황탕(麻黃湯)을 사용해도 유효하다. 무엇이 더 좋은지는 아직 불분명하다.

예외 例外

목 어깨 결림은 갈근탕을 처방할 때 중요시되는 소견이다. 어깨 결림에 갈근탕이 유효하다고 하지만, 이 어깨 결림은 항배(項背)의 결림, 곧 목 주변의 뭉침이다. 보통의 어깨 결림보다 중앙 쪽에 치우쳐진 결림이다. 급성적인 어깨 결림에는 갈근탕이 유효하지만, 만성적인 어깨 결림에는 그다지 유효하지 않다고 생각한다. 운동요법이 오히려 더 효과적이다. 어깨 결림에는 시호제(柴胡劑)나 구어혈제(驅瘀血劑)도 유효하며, 반하사심탕(半夏瀉心湯)이나 억간산(抑肝散)도 효과가 있다.

코멘트 COMMENT

조금씩 고전의 지혜를 보다보면, 오히려 처방 선택에 오류가 발생하는 경우도 있다. '플로차트 한방약 치료'에서는 꽃가루 알레르기에 소청룡탕(小靑龍湯)을 제1선택으로 제시하고 있지만, 환자분이 목 어깨 결림 등도 있다고 호소하면 갈근탕을 처방하고 싶어지는 것이다. 그리고 효과가 나지 않는 경우도 있다. 정석을 따라 처방하는 것이 유효한 경우가 많다. 하지만 그런 성공과 실패를 반복해서 얻는 자신의 지혜가 제일가는 자산이다.

● 현대 한방 처방 선택의 철칙 31

구어혈제는 여성만을 위한 처방이 아니다

계지복령환(桂枝茯苓丸)과 당귀작약산(當歸芍藥散) 등 대표적인 구어혈제(驅瘀血劑)는 여성 전용 처방이라고 생각할 수 있지만, 꼭 그렇지는 않다. 남성에게도 사용할 수 있는 처방이다. 그리고 나 자신도 계지복령환을 복용하고 있다. 생리나 출산에 관한 증상이 어혈(瘀血)과 상관성이 높다보니 아무래도 여성 전용으로 인식되고 있는 것 같다. 그런 고정 관념에 사로잡히지 말고 사용해 보자. 고전에도 남녀를 불문하고 사용하고 있다.

포인트 POINT

부인과 3대 처방은 당귀작약산, 가미소요산(加味逍遙散), 계지복령환이다. 부인과 중 한방처방 사용 빈도가 높은 시설의 통계를 보면 이 3가지 구어혈제가 상당한 비율을 차지하고 있음을 알 수 있다. 70% 이상인 병원도 있었다. 곧 부인과계 질환으로 힘들어할 경우, 이 3가지 구어혈제는 적어도 한 번쯤 시도해 볼 가치가 있는 것이다. 그 정도로 효과를 보일 가능성이 있는 처방인 것이다. 효과가 없을 때는 순차적으로 처방을 변경해 보자.

코멘트 COMMENT

생리통은 어혈(瘀血) 증상이기도 하며, 혈허(血虛) 증상이기도 하다. 어혈은 오래된 피가 정체된 것이라는 이미지로 그것을 치료하는 것이 구어혈제다. 반면, 혈허는 서양의학적인 빈혈을 포함하는 증상이다. 생리통이 어혈에도 혈허에도 해당된다는 것을 모순이라고만 탓하지 말고, 처방의 지혜라고 선택하여, 어혈로 보일 때는 구어혈제를 처방해서 증상을 낫게 하면 되고, 혈허라고 생각할 때는 혈허에 듣는 사물탕류(四物湯類)를 처방하여 치료하면 된다고 생각한다.

MEMO 현대 한방

제 5 장
부작용의

철칙

副作用
감초(甘草) 과량 섭취는 옛날부터 부종을 일으킨다고 생각되어 왔다. 하지만 혈압을 측정할 수 있는 현대에 들어서는 혈압이 오를 수 있고, 채혈이 가능해지면서, 칼륨 수치도 떨어뜨릴 수 있다는 것을 알게 되었다. 무언가 마음에 걸리는 것이 있을 때 복용을 중지하고, 새로운 한방처방을 사용해야 하는 경우가 생긴다면, 향소산이 가장 무난하다. 한방처방은 음식의 연장선상에 있다. 게나 메밀을 먹으면 힘든 사람이 있는 것처럼, 음식 알레르기는 분명 존재한다. 약재 중 알레르기를 잘 일으키는 것은…

● 현대 한방 부작용의 철칙 **1**

"무언가 마음에 걸리는 것이 있으면 중지하세요."

한의약은 가장 안전한 부류의 약이라고 설명하곤 한다. 하지만 그래도 '약'이라는 것에 대한 자각이 의사와 환자 양측에 모두 필요하다. 양측이 모두 완벽하게 안전하다고 생각하는 순간, 중대 부작용이 발생한다. 한방처방도 약제다. 또한, 단일 성분이 아니므로 매우 드물지만 어떤 부작용이라도 일어날 수 있다는 것을 이해해 두는 것이 가장 중요하다. 환자분에게 "한방처방도 약이기 때문에, 무언가 마음에 걸리는 것이 있으면 중지하시든지, 내원 혹은 전화주세요. 반드시 상담 받으셔야 합니다."라고 지도하면 문제는 생기지 않을 것이다.

포인트 POINT

현재는 과거에 비해 한방처방이 꽤 많이 보급되었다. 그리고 자기 자신이 처방한 것은 아닐지라도, 이전 의사 처방과 동일하게 한방을 처방해 본 경험이 있는 선생님들도 적지 않을 것이라 생각한다. 그때 함정에 빠지게 된다. 한의약은 그냥 안전하다고 생각하고 있는 환자도 의사도 적지 않기 때문이다. 한방처방도 약제라는 것을 양측 모두 인식한다면, 그리고 어떤 일이든 생길 경우 바로 중지한다면, 특별히 중대한 부작용이 나타나진 않을 것이다.

코멘트 COMMENT

이전에는 한방처방을 사용할 때, 자세하게 다양한 부작용을 설명했던 적도 있다. 하지만 환자분은 많은 이야기를 들었다고 생각할 뿐, 무엇이 중요한지를 이해하지 못하는 경우가 많다. 그래서 최근에는 우선 "무언가 마음에 걸리는 게 있다면 중지하세요."라고 반복해서 알려준다. 그리고 환자분이 "무언가라고 하면 어떤 거죠?"라고 물어왔을 때만, 좀 더 자세히 설명을 덧붙인다. 그것이 중요한 메시지를 전달하는 가장 좋은 방법이라고 생각한다.

● 현대 한방 부작용의 철칙 **2**

한방처방으로 인해
사망한 사례도 있다

한방처방도 의약품이다. 완벽히 안전하다고 생각하여 과신하다가 사망에 이른 증례도 보고되어 있다. 하지만 1포 복용했다고 해서, 1주 정도 복용했다고 해서 사망에 이르지는 않는다. 완벽히 안전하다고 생각하고, 무언가 이상이 생겼음에도 계속 복용했기 때문에 불행한 결과에 이른 것이다. "무언가 마음에 걸리는 것이 있다면 중지하세요."라는 한마디를 가슴에 새기고, 환자분에게 항상 전달한다면 괜찮다. 무언가 마음에 걸리는 것이 있을 때 복용을 중지하고, 새로운 한방처방을 사용해야 하는 경우가 생긴다면, 향소산(香蘇散)이 가장 무난하다.

예외 例外

향소산은 가장 안전한 한방 엑기스제다. 혈압을 올리는 마황(麻黃)도, 간질성 폐렴의 원인으로 생각되는 황금(黃芩)도, 알레르기 빈도가 높은 지황(地黃), 계피(桂皮), 인삼(人蔘)도 들어있지 않다. 한약 복용 후 무언가 불쾌한 느낌이 생긴다면, 나는 향소산을 사용한다. 향소산을 복용할 수 없다는 것은 부형제 중의 유당에 대한 알레르기라고 생각해 볼 수 있다. 유당에 혼입된 단백질로 인한 알레르기 사례는 보고되어 있다. 그리고 향소산에는 감초(甘草)가 1.5g/일로 들어 있다.

코멘트 COMMENT

한방 엑기스제 중 소시호탕(小柴胡湯)에만 붉은 글씨로 약품 설명서에 경고 문구가 적혀 있다. 금기는 ①인터페론 투여 중, ②간경변, 간암, ③만성 간염으로 혈소판이 10만 이하가 된 상태. 이런 상태의 환자분에게 부주의로 소시호탕을 투여해서는 안 된다. 하지만 소시호탕이 포함된 시호계지탕(柴胡桂枝湯), 시령탕(柴苓湯), 시박탕(柴朴湯), 시함탕(柴陷湯), 소시호탕가길경석고(小柴胡湯加桔梗石膏) 등에는 앞과 같은 금기 사항이 적혀 있지 않다. 신기한 일이다.

● 현대 한방 부작용의 철칙 **3**

원인 불명 증상으로 입원했다면 어쨌든 한방처방은 중지

나에게 치료 받던 환자분이 긴급히 입원할 때가 있다. 꼭 입원까지는 아니더라도 원인 불명의 이상 상태로 외래에 내원하는 경우도 있다. 그때 한방처방을 복용하고 있다면 일단 중지시킨다. 한방처방은 중대한 부작용 발생이 드문 약제이지만, 그래도 약제다. 그리고 원 피크(one peak) 약제가 아니다. 다양한 약물이 포함되어 있다. 무언가 이상이 생길 수 있다는 것을 생각해 두는 것이 의사에겐 매우 중요하다. 다른 원인이 명확하지 않을 때에는 어쨌든 한방처방을 의심해 본다.

포인트 POINT

한방처방에 의한 간질성 폐렴은 유명하다. 환자분이 마른기침으로 입원했는데, 한방처방을 복용하고 있다면 한방처방에 의한 간질성 폐렴을 강력히 의심할 수 있다. 다른 약제로 인한 것일 가능성도 부정할 수는 없지만, 그래도 의심해 봐야 한다. 그때 "한방처방으로 인한 것은 아니야"라고 단정 짓기보다는 중지하고 경과를 지켜본다. 양약의 보완의료로 활용하는 것이니까. 보완의료가 몸을 해치게 된다면, 이건 좀 곤란하다.

코멘트 COMMENT

서양의학, 동양의학을 불문하고, 환자분의 증상이 나아질 수 있다면, 환자분이 편해질 수 있다면 그걸로 된 것이다. 그것이 임상의사다. 환자분에게 불이익이 되는 것은 사용하지 않아야 한다. 하지만, 경과를 지켜본 결과, 그 가능성이 낮고, 아무래도 한방처방의 유용성이 높을 때에는 신중하게 처방을 재개해 볼 수 있다. 무엇이 목적인가를 명확히 이해하고 사용하면 괜찮다.

● 현대 한방 부작용의 철칙 4

마황제 투약 시, 혈압 상승, 협심증에 주의!

마황(麻黃)은 에페드린을 함유하고 있다. 마취 중에 혈압을 올리기 위해 사용하는 편리한 승압제다. 당연히 에페드린에 의해 혈압이 오를 수 있다는 것은 의사들에겐 상식에 해당하는 것이다. 하지만 마황이 함유된 한방처방을 장기 투여 시, 혈압이 상승할 수 있다는 것을 자주 잊어버리고 만다. 혈압을 매번 측정할 수 있다면 가장 좋겠지만, 혈압에 대한 질문을 해야 한다는 것을 항상 마음에 새겨두면 대처할 수 있다.

포인트 POINT

갈근탕가천궁신이(葛根湯加川芎辛夷)는 부비동염의 퍼스트 초이스(first choice)다. 부비동염이나 코 환기가 좋지 않은 환자에게 꽤 장기 투여해도 위장 증상이나 혈압 상승 등이 일어나지 않는다. 신기한 일이다. 그런 약들이 꽤 위험하다. 방심했을 때가 위험하기 때문이다. 항상 마황 함유 한약을 처방할 때는 혈압이 오르지 않았는지를 생각하는 것이 중요하다.

코멘트 COMMENT

에페드린은 협심증으로 인한 사망 보고가 있는 약제다. 그렇지만 마황 함유 처방 관련 사망 증례 중에 협심증 발작 증례는 없다. 곧 에페드린보다는 마황 함유 한방처방 쪽이 조금 더 안전하다고 할 수 있겠다. 마황에는 에페드린 외, 에페드린 유사 물질이 함유되어 있고, 그 물질들의 상호작용에 의해 에페드린 위험성이 감소된다고 생각한다.

● 현대 한방 부작용의 철칙 5

마황에 의해 요폐도 일어날 수 있다

마황(麻黃)에는 에페드린이 함유되어 있다. 의학 상식대로라면, 에페드린으로 요폐(尿閉)가 일어날 수 있다. 전립선비대증 같은 지병이 있을 때는 특히 주의가 필요하다. 요폐가 생기면 도뇨(導尿)를 하게 될 수 있는데, 그 후 문제가 되어 생명에 위험이 초래되진 않더라도 그 환자들은 처방한 의사를 조금이나마 원망할 것이다. 한방처방 복용으로 도뇨를 하게 된다고 상상이나 할 수 있을까? 마황 함유 처방을 빈번하게 사용할 때는 주의가 필요하다.

예외 例外

전립선비대증 치료약인 교감신경 차단제를 미리 복용시키고, 마황 함유 처방을 사용하는 것도 이론적으로 가능하지만, 그렇게까지 하면서 한방처방에 매달릴 필요는 없다. 마황을 함유하지 않는 처방부터 사용하며, 천천히 환자분에게 맞는 처방을 찾아본다. 앞으로 비뇨기과 선생님들이 양약과 한방처방을 같이 사용해 본 후, 이런 병용에는 전혀 문제가 없으며, 이런 조합이 오히려 더 유용하다는 보고를 해 주었으면 좋겠다.

코멘트 COMMENT

고령자라도 건강한 분들의 감기 퍼스트 초이스(first choice)는 마황부자세신탕(麻黃附子細辛湯)이다. 고령자이지만, 마황부자세신탕보다도 갈근탕 쪽이 자신의 감기에는 더 맞는다고 말하는 환자분도 있다. 고령자의 경우, 특히 남성은 전립선비대증이 원인되어 요폐가 발생하는 경우가 있다는 것을 어쨌든 머리 한 쪽에 기억해 두자. 특히 하루에 몇 번씩 투여하는 감기에 마황제를 사용할 경우, 요폐 발생 가능성이 증가한다.

● 현대 한방 부작용의 철칙 **6**

마황을 함유한 처방을 기억하자

마황(麻黃)은 에페드린을 함유하고 있으므로 고혈압과 협심증, 전립선이 비대인 분들에게는 주의가 필요하다. 그럼 어떤 처방에 마황이 함유되어 있을까? 처방명에 '마(麻)'자가 있으면 마황이 함유되어 있다고 생각하면 된다. 마황탕(麻黃湯), 마행감석탕(麻杏甘石湯), 마행의감탕(麻杏薏甘湯), 마황부자세신탕(麻黃附子細辛湯) 등이다. 그리고 이름에 '마'가 없지만 마황이 포함된 처방을 기억해 두면 안심할 수 있다.

포인트 POINT

마황이 들어있지만 '마'자가 없는 처방으로는 갈근탕(葛根湯), 갈근탕가천궁신이(葛根湯加川芎辛夷), 소청룡탕(小靑龍湯), 월비가출탕(越婢加朮湯), 의이인탕(薏苡仁湯), 방풍통성산(防風通聖散), 오적산(五積散), 신비탕(神秘湯), 오호탕(五虎湯) 등이 있다. 이들을 처방 또는 처방하고 있을 때에는 마황제라는 것을 인식해 두는 것이 중요하다. 서서히 혈압이 오르는 사람도 있다. 소변이 잘 나오지 않게 되는 사람도 있다. 협심증이 지병인 사람에게는 금기이지만, 이미 스텐트가 삽입되어 있어 발작이 치료된 사람이라면 처방해도 무방하다.

코멘트 COMMENT

방풍통성산은 살 빼는 약으로 시판되고 있다. 완전히 다른 가타가나 이름으로도 판매되고도 있다. 마황이 들어 있다고는 생각도 못하는 경우가 있다. 의이인탕도 류마티스에 자주 사용된다. 여기에도 마황이 들어 있다는 생각을 잘못한다. 신비탕은 마황과 시호가 들어 있어 경과가 긴 기침과 천식에 사용된다. 이것도 마황이 들어 있다고 생각해 두는 것이 중요하다. 갈근탕, 소청룡탕, 월비가출탕이 마황제라는 것은 기본적 지식으로 기억해 두자.

● 현대 한방 부작용의 철칙 7

2~3개월에 1회는 간 기능과 칼륨 수치를 체크해 두자

서양의학의 보완의료로서 한방처방을 사용한다는 것이 '현대 한방'의 기조다. 따라서 채혈은 보통 다른 의료기관이나 의사를 통해 시행한다. 하지만, 전혀 검사하지 않는 경우도 있다. 수개월에 한 번쯤은 "혈액검사는 하고 계시죠?"라고 환자에게 물어본다. 한방처방의 부작용을 알아보기 위해선, 칼륨이나 간(肝) 기능 장애 검사만으로 충분하지만, 다른 생활 습관병에 관한 채혈도 시행해 둔다.

포인트 POINT

감초(甘草) 과량 섭취는 옛날부터 부종을 일으킨다고 생각되어 왔다. 하지만 혈압을 측정할 수 있는 현대에 들어서는 혈압이 오를 수 있고, 채혈이 가능해지면서, 칼륨 수치도 떨어뜨릴 수 있다는 것을 알게 되었다. 곧 가성 알도스테론증이 발생하는 것이다. 그렇기 때문에 발의 붓기를 묻는 것도 중요하지만, 채혈을 통해 칼륨 수치를 조사하는 것도 빼먹지 않도록 하자.

코멘트 COMMENT

한방처방도 약제다. 이 인식이 부작용 방지를 위해 중요하다. 약제 대부분은 간에서 대사된다. 한약 성분 대부분도 간에서 대사되기 때문에 간 기능 장애를 일으킬 가능성이 있다. 따라서 간 기능 체크도 채혈할 일이 있으면 꼭 시행한다. 간 장애가 많이 발생하는 처방은 방풍통성산이다. 살 빼는 약으로 시판되고 있어 많이 사용되기 때문인 것으로 생각된다.

● 현대 한방 부작용의 철칙 8

과거에는 한방처방 장기 투여를 고려하지 않았다

나 자신도 한방처방을 장기간 복용하고 있다. 가족들도 장기간 복용하고 있다. 환자분들에게도 적지 않게 장기 복용을 추천한다. 그러면 증상이나 호소가 개선되기 때문이다. 하지만 과거에는 장기 투여를 그다지 하지 않는다. 증상이 개선되면 중지했다. "과연 어느 정도까지 장기간 복용해도 안전한 것일까?" 그에 대한 해답은 명확하지 않다. 한방처방은 음식의 연장, 양생(養生) 중 하나라고 생각하여 계속 복용하고 있지만….

예외 例外

현대 양약의 안전성도 실은 한 세대를 넘어보지 않고는 불명확하다. 한 세대를 넘어봐야 비로소 안전하다고 말할 수 있다. 내가 의사가 된지 사반세기가 지났는데, 여러 뛰어난 약제가 개발되었다. 하지만 아직 세대를 넘어서 안전하다고 이야기할 수 있을 정도의 약은 많지 않은 것이 현실이다. 그렇다고 치면, 꼭 필요할 때에 필요한 약을 복용하는 자세가 중요하다.

코멘트 COMMENT

나는 한방처방이 장기 복용에 적합하다고 생각한다. 뭔가 몸 상태가 이상하다고 느낄 때에도 한방처방은 효과를 발휘하기 때문이다. 그리고 그런 호전 상태가 꽤 오래 유지되기 때문이다. 스트레스가 많을수록, 대사 증후군이 증가할수록, 고령자가 급증할수록, 더욱더 한방처방을 장기적으로 복용해야 할 시대가 되었다고 생각한다. 하지만 진짜 안전성은 수십 년 후에야 증명될 것이라 생각한다.

● 현대 한방 부작용의 철칙 9

저칼륨혈증 환자분에게 감초는 주의해서 처방을…

이뇨제를 항상 복용하고 있는 환자분 중에는 혈청 칼륨 수치가 정상 범위 하한선을 간신히 유지하고 있는 경우가 많다. 그런 환자분에게 감초(甘草) 함유 한약처방 사용을 지속할 경우, 다리가 붓거나, 혈압 상승, 혈청 칼륨 수치 저하가 발생하게 된다. 가성 알도스테론증이 발생할 위험이 높아지는 것이다. 채혈을 매월 시행하는 등 저칼륨혈증에 주의하면서 처방해야 한다.

포인트 POINT

칼륨 복용, 칼륨 유지성 이뇨제를 병용하면서 감초 함유 한방처방을 사용하는 방법도 있다. 이뇨제를 포함해 환자분의 모든 것을 담당하는 주치의가 그렇게 한다면 찬성이다. 하지만, 따로 처방하고 있는 경우, 그쪽 내과 선생의 양해도 구하지 않은 채 한방처방만으로 치료하는 선생님들이 양약 처방전까지 조정하는 것을 나는 그다지 권하지 않는다. 떡은 떡집에서라고 생각한다. 안전한 범위에서 한방처방을 병용하는 것이 서양의학의 보완의료인 '현대 한방'의 기조다.

코멘트 COMMENT

전문 영역 선생님들이 자신의 영역에서 한방처방을 사용할 경우에는 무엇을 해도 괜찮다고 생각한다. 한약+양약이라는 선택지도 문제없다. 전문 영역이기 때문이다. 그리고 양약과 한약의 매칭이라는 새로운 장르 개발로도 이어질 테니까. 반면, 다른 과에서 담당해야 할 호소에 개입할 때는 자신이 익숙하게 사용해 오던 양약 말고는 한방처방만으로 열심히 진료하는 것이 안전하다고 생각한다.

● 현대 한방 부작용의 철칙 10

감초는 대부분의 한방처방에 포함되어 있기 때문에 감초를 함유하고 있지 않은 한방처방을 기억하자

혈청 칼륨 수치가 정상 범위 하한선에서 간신히 들어와 있는 환자분에게는 감초(甘草)를 포함한 한방처방을 장기간 투여하지 않는 것이 좋다. 1가지 해결책은 매주 내원하게 하는 것이다. 매주 주의 깊게 관찰하면 가성알도스테론증은 피할 수 있다. 또 다른 해결책은 감초가 들어있지 않은 처방을 사용하는 것이다. 약 3/4의 처방에는 감초가 들어 있으므로 감초가 들어있지 않은 것 중 중요한 것을 기억해 둔다. 덧붙여 말하자면 감초의 별명은 국로 (國老)다.

예외 例外

팔미지황환(八味地黃丸), 대시호탕(大柴胡湯), 시호가용골모려탕(柴胡加龍骨牡蠣湯), 황련해독탕(黃連解毒湯), 반하후박탕(半夏厚朴湯), 오령산(五苓散), 당귀작약산(當歸芍藥散), 계지복령환(桂枝茯苓丸), 진무탕(眞武湯), 오수유탕(吳茱萸湯), 반하백출천마탕(半夏白朮天麻湯), 저령탕(猪苓湯), 온청음(溫淸飮), 대건중탕(大建中湯), 우차신기환(牛車腎氣丸), 저령탕합사물탕(猪苓湯合四物湯), 인진오령산(茵蔯五苓散), 계지복령환가의이인(桂枝茯苓丸加薏苡仁), 마자인환(麻子仁丸), 마황부자세신탕(麻黃附子細辛湯), 인진호탕(茵蔯蒿湯) 등이다. 이 정도만 알아 두어도 감초가 들어있지 않은 처방으로 여러 대처가 가능해진다.

코멘트 COMMENT

감초는 소시호탕(小柴胡湯; 시호, 황금, 인삼, 반하, 감초, 생강, 대조), 계지탕(桂枝湯; 계피, 작약, 감초, 대조, 생강), 사군자탕(四君子湯; 인삼, 창출, 복령, 감초, 대조, 생강) 등 기본 처방이 되는 것들에 포함되어 있다. 그렇기 때문에 대부분의 한방처방은 감초를 함유하고 있다. 그렇기 때문에 복수의 처방을 투여할 때에는 나도 모르게 감초가 과량 투여될 수 있다는 것을 기억해 두는 것이 중요하다.

● 현대 한방 부작용의 철칙 11

한방처방은 음식의 연장, 알레르기 반응이 일어날 수 있다

한방처방은 음식의 연장선상에 있다. 게나 메밀을 먹으면 힘든 사람이 있는 것처럼, 음식 알레르기는 분명 존재한다. 약재 중 알레르기를 잘 일으키는 것은 인삼(人蔘), 지황(地黃), 계피(桂皮)다. 발진이 생기거나, 가렵거나 하면 중지해야 한다. 그때는 향소산(香蘇散)을 처방한다. 향소산은 예로부터 생선 알레르기에도 유효했으며, 향소산 복용 후에도 이런 증상이 생긴다면, 인삼, 지황, 계피로 인한 것은 아니라는 것을 알 수 있다. 이때는 한방 엑기스제의 부형제 중 유당에 미량 함유된 단백질 때문일 가능성이 크다.

예외 例外

오츠카(大塚) 선생은 50세 경 팔미지황환(八味地黃丸)을 복용하고 알레르기가 발생했다고 한다. 하지만 고령이 된 후에는 팔미지황환을 복용해도 알레르기가 발생하지 않았다고 한다. 마쓰다(松田) 선생의 아버님이신 마쓰다 곤로쿠(松田權六) 옹(일본 인간 국보)께서는 조선 인삼에 알레르기가 있었지만, 조선 인삼을 함유한 반하사심탕(半夏瀉心湯)에는 알레르기가 발생하지 않았다. 신기한 일이다. 사실이지만.

코멘트 COMMENT

생명에 위협이 될 만한 알레르기가 생긴다면 다시 시도하기 위험하다. 하지만 사소한 알레르기라고 생각된 정도의 상황에서, 한방처방에 모든 책임을 지워, 이후 한방처방을 피하는 것은 바람직하지 않다. 환자분과 상담해 가면서 다시 시도해 보는 방법도 있다. 그러면 알레르기가 발생하지 않는 것도 꽤 경험하게 된다.

● 현대 한방 부작용의 철칙 12

지황 석고 당귀 마황 등은
위에 부담을 줄 수 있다

튼튼한 타입[實證]인 사람은 소화 기능이 강하며, 약한 타입[虛證]인 사람은 소화 기능이 약하다. 이렇게 간단하게 허실을 이해하는 것이 본 시리즈의 사고방식이다. 마황(麻黃), 지황(地黃), 석고(石膏), 당귀(當歸) 등을 함유한 처방을 복용하고 메슥메슥 거리는 경우가 있다. 튼튼한 타입인 사람은 어떤 약재가 포함된 처방이라도 복용할 수 있지만, 약한 타입인 사람은 복용할 수 있는 처방이 한정되어 있는 것이다.

포인트 POINT

소화 기능을 조금이라도 개선시키기 위해서 삼기제(蔘芪劑)나 인삼제(人蔘劑)를 사용한다. 삼기제 중에는 지황이 들어있는 것도 있다. 십전대보탕(十全大補湯), 인삼양영탕(人蔘養榮湯), 대방풍탕(大防風湯) 등이 여기에 해당한다. 한의약의 지혜는 상대적인 것으로 소화 기능을 개선시키기 위한 처방 중에 또 소화 기능에 부담이 되는 처방이 있다. 그때는 지황이 없는 삼기제를 사용하면 된다. 보중익기탕(補中益氣湯), 반하백출천마탕(半夏白朮天麻湯), 청심연자음(淸心蓮子飮), 가미귀비탕(加味歸脾湯), 청서익기탕(淸暑益氣湯) 등이다.

코멘트 COMMENT

위(胃)에 부담이 되더라도 사망하지는 않는다. 그런 경우도 있다 정도로 생각하고 착실히 처방해 가면 된다. 당귀작약산(當歸芍藥散)의 당귀도 위(胃)에 부담이 되는 경우가 있다. 불임증에 특효약인 처방이다. 어쨌든 이것을 복용시키면 좋다. 육군자탕(六君子湯)도 같이 복용하는 방법도 있지만, 그래도 복용하지 못할 때는 우선 육군자탕을 1년간 복용케 하고, 이후 당귀작약산을 사용하는 방법이 있다. 과거에는 이런 작전으로 많은 여성들이 임신에 성공했다.

● 현대 한방 부작용의 철칙 **13**

보험 적용 엑기스제로 인한 유산, 조산 관련 보고는 없지만, 임신 시에는 주의가 필요!

보험 적용 한방 엑기스제로 인해 유산, 조산이 되었다는 보고는 없다. 임신인지 모르고 한방 엑기스제를 1주간, 1개월 간 투여해도 문제는 없다. 하지만 약품 설명서에는 안전하다고 쓰여 있지는 않다. 어느 의미에선 당연한 일로, 한방처방은 원 피크(one peak)가 아니기 때문에 모든 함유 성분에 대한 검사, 검토가 불가능하기 때문이다. 환자분에게는 "양약보다는 안심하셔도 됩니다. 제 가족이라면 한방처방을 사용할거에요."라고 설명하고 있다.

포인트 POINT

한방처방은 각 약재의 합산으로 다수의 성분을 함유하고 있다는 것이 그 매력이다. 또한 결점이기도 하다. 무언가 일이 일어난다면 다수의 성분 중 한가지일 가능성을 완전히 배제하기 어렵다. 무언가 일어나는 세계 중에서 힘들어지지 않도록 주의해야 한다. 한마디로 하자면, "임신에 관해서도 한방처방이라고 해서 100% 안전하다고는 할 수 없다. 그래도 나 자신이라면 한방처방을 복용한다."라고 설명하는 것이 환자도 알아듣기 좋고, 합리적이라고 생각한다.

코멘트 COMMENT

대황(大黃), 망초(芒硝), 홍화(紅花), 도인(桃仁), 목단피(牧丹皮), 우슬(牛膝) 등으로 조기 유산이 일어날 가능성이 있다고 기록되어 있다. 하지만 가능성은 낮다고 생각한다. 정말로 조기 유산이 생기려면, 그 약재를 엄청나게 농축시켜서, 그것도 6가지 모두를 함께 넣어, 많이 복용한다면 낙태약이 만들어질지도 모르겠다. 유감스럽게도 모태에 안전한 낙태약은 과거 역사에서도 없었다. 더욱이나 보험 적용 한방 엑기스제에 함유되어 있는 정도의 농도로는 조기 유산이 일어나기 힘들다.

● 현대 한방 부작용의 철칙 14

심하진수음은 소화 기능이 약하다는 증거, 마황제는 금지라는 힌트

마황제(麻黃劑)는 약한 사람이 복용하면, 메슥메슥, 두근두근 거리게 된다. 이런 부작용은 피해야겠다. 튼튼한 타입의 사람은 소화 기능도 좋으며, 보통 마황을 복용할 수 있다. 복진에서 마황을 복용해도 괜찮다는 것을 알려주는 키(Key) 중 하나가 심하진수음(心下振水音)이다. 환자를 앙와위에 놓고 심와부를 손가락으로 누르면 찹~찹~(chop)하는 음이 들릴 때가 있다. 이때는 소화 기능이 떨어진 것으로 생각할 수 있으며, 마황을 사용할 수 없는 복진 소견 중 하나다.

포인트 POINT

식후 바로 또는 물 마신 직후에 심와부를 두드리면 누구라도 찹~찹~(chop)하는 음이 있다. 심하진수음이 있으면 언제 식사나 물을 섭취했는지 물어보는 것이 중요하다. 한의약의 복부진찰[腹診]은 다리를 편 채 시행하지만, 심하진수음을 조사할 때는 다리를 굽히도록 한다. 그렇게 하는 편이 이 소견을 찾기 쉽기 때문이다. 심하진수음은 마황제를 복용할 수 없다는 것을 암시하므로 중요한 소견이다.

코멘트 COMMENT

소청룡탕(小靑龍湯)은 고전에서 '심하(心下)에 수(水)가 있어'라고 적혀 있다. 이것을 심하진수음이 있는 상태라고 말하는 의견도 있다. 그런데, 심하진수음이 있다면 마황이 금지이므로 마황제인 소청룡탕을 적용하면 정합성이 맞질 않다. 내가 배운 바로는 심하(心下)의 수독(水毒)이라는 뜻으로 심하진수음을 가리키는 말은 아니다. 모순이 많은 한의약의 세계인데, 나 자신의 한의약 월드에서 정합성이 없는 것은 나 자신이 용서할 수가 없다.

제5장 부작용의 철칙

제 6 장
효과 증강의

철칙

效果增强

나는 진료 시, 가족이 같이 왔는지를 대부분 묻는다. 그리고 모처럼 다 같이 온 것이니까 같이 왔다면, 진료실에 들어오게 한다. 나도 가족들에 대해 알고 싶고, 가족들 쪽에서도 어떤 의사인지 알고 싶을 테니까. 가족이 환자에 대해 염려하는 것은 당연한 일이다. 한방처방은 합치면 효과가 없어질지도 모르며, 효과가 감소될지도 모른다고 머릿속에 기억하며 이전 치료가 무효할 때에는 부득이하게 병용을 시도하면 된다. 약재수가 당연히 증가될 것이므로 약재수가 적은 처방이 가지고 있는 날카로움이 없어질 수도 있으나, 조금이나마 호전된다면 느긋하게 처방 복용을 지속하도록 해본다. 여러 가지 지혜를 묶어서라도 낫게 해야만 하니까.

● 현대 한방 효과 증강의 철칙 1

서양의학적인 사고방식과 동일하게, 복용 횟수를 늘려보자

약의 효과를 늘리기 위해서는 복용량이나 횟수를 늘려, 1일당 총량을 늘리는 것이 양약 처방 시에는 당연한 일이다. 마황(麻黃)이 들어있지 않은 맥문동탕(麥門冬湯)이나 오령산(五苓散)은 1일당 총량을 늘리는 편이 효과를 길게 그리고 유효하게 할 수 있다. 마황이 없기 때문에 증량해도 부작용은 대부분 일어나지 않는다. 1회량을 늘리는 것보다 복용 시간을 짧게 하여 여러 차례 복용하는 것이 보통 효과적이다.

포인트 POINT

갈근탕(葛根湯)이나 마황탕(麻黃湯), 마황부자세신탕(麻黃附子細辛湯) 등을 감기에 사용할 때는 마황제이지만, 2일분을 하루에 복용하도록 지도한다. 쟈악~하고 땀이 나올 때까지 4주간 복용시킨다. 자기 자신이나 가족일 경우에는 2~3시간마다 복용하도록 지도한다. 평소부터 자신이 복용하는 마황제의 부작용이 나오지 않는 범위에서 복용 빈도를 체감해 두는 것이 중요하다. 마황제 사용 횟수를 늘려 효과를 늘리는 예이다.

코멘트 COMMENT

맥문동탕(麥門冬湯)은 마른기침의 특효약이지만, 작용 시간이 짧다. 2시간 정도면 효과가 끊어지는 경우도 있다. 그때는 1일 3회에 구속되지 말고 복용시킨다. 1일 6여 회도 문제없다. 오령산(五苓散)을 두통이나 치통에 사용할 때도 보통보다 여러 차례 복용시키면 유효하다. 반면, 체질 개선 효과가 있는 것은 총량을 증량해도 효과가 늘어나지 않는다. 양을 늘리는 작전은 급성 질환용이라고 생각하면 된다.

● 현대 한방 효과 증강의 철칙 **2**

복약 횟수는 그대로 약력이 강한 것을 사용한다

'플로차트 한방약 치료'에서 꽃가루 알레르기의 제1선택은 소청룡탕(小靑龍湯)이다. 마황(麻黃)이 1일 기준 3g 들어간다. 소청룡탕으로 효과가 없을 때, 또는 적을 때는 월비가출탕(越婢加朮湯)으로 변경한다. 월비가출탕은 마황이 1일에 6g이다. 에페드린을 함유한 마황에 효과가 의존하고 있다고 생각하면 월비가출탕이 소청룡탕보다 약력(藥力)이 강하다고 생각할 수 있다. 효과가 없을 때는 이렇게 약력이 강한 것을 사용한다는 것은 아주 이해하기 쉬운 방법이다.

포인트 POINT

소청룡탕에 함유된 1일량 3g의 마황에도 두근두근하거나 식욕부진 등 부작용이 생길 수 있다. 그때는 마황을 함유하지 않은 영감강미신하인탕(苓甘薑味辛夏仁湯)을 즐겨 사용한다. 한의약적으로는 마황을 함유하지 않고도 꽃가루 알레르기에 유효한 영감강미신하인탕이 매력이 있는 약이다. 곧 마황이라는 주요 역할을 포함하지 않고도 치료 역할을 다하는 영감강미신하인탕은 기특한 것이다. 그 구성 약물이 사실 소청룡탕에도 모두 들어가 있다.

코멘트 COMMENT

마황만이 유효 성분이라면 마황만 복용하면 될 것이다. 그런 생각을 옛날에도 했을 테고, 그렇게 해보았다. 하지만, 다양한 역할이 모두 가지고 있는 소청룡탕(小靑龍湯)이 살아남은 것이고, 계속 사용되고 있는 것이다. 그렇기 때문에 드물게 월비가출탕보다도 소청룡탕이 더 유효하다고 말하는 환자분들이 있다.

● 현대 한방 효과 증강의 철칙 3

과감하게 마황제를 병용하자

'플로차트 한방약 치료'에서는 꽃가루 알레르기일 경우, 소청룡탕(小靑龍湯)이 무효하면, 월비가출탕(越婢加朮湯)을 복용하도록 하고 있다. 마황의 양은 1일에 3g과 6g이다. 다른 방법을 제시하자면, 소청룡탕 투여 횟수를 늘리는 것이다. 1일 3회를 4회, 5회로 늘리는 것도 가능하다. 다른 한 가지 방법은 과감하게 마황제(麻黃劑)를 병용하는 것이다. 소청룡탕+마행감석탕(麻杏甘石湯), 소청룡탕+마황부자세신탕(麻黃附子細辛湯)은 꽤 유효한 병용 방법이다. 모두 마황은 4g이다. 단순한 병용으로는 마황이 7g이 된다. 주의가 필요하다.

포인트 POINT

한방처방을 병용할 때 같은 부류의 약제는 기본적으로 병용하지 않는다. 시호제(柴胡劑)를 2가지 사용하는 등의 처방 방식은 이용하지 않는다는 것이다. 하지만 과감하게 같은 분류에 해당하는 처방이라는 것을 인식하고 병용하기도 한다. 소청룡탕+마행감석탕은 마황제 2가지다. 또한 대청룡탕을 엑기스제로 만들 때에는 마황탕(麻黃湯)+월비가출탕으로 섞어 만든다. 이것도 마황제가 2개다. 알고 있으면서 한 것이기 때문에 문제가 안 되는 것이다. 모르고 병용하면 위험하다.

코멘트 COMMENT

유모토 큐신(湯本求眞) 선생의 애용 처방은 소시호탕(小柴胡湯)+당귀작약산(當歸芍藥散), 대시호탕(大柴胡湯)+계지복령환(桂枝茯苓丸)이었는데, 구어혈제(驅瘀血劑) 끼리의 병용도 빈용된다. 대황목단피탕(大黃牧丹皮湯)+도핵승기탕(桃核承氣湯)+계지복령환이 그 예다. 모두 5종류의 약재가 공통으로 들어가서 겹치는 약재가 많고, 9종류의 약재로 구성되는 처방이 된다. 알고 하면 그리고 유효하다면 환자 치료를 위해 모두 오케이다.

● 현대 한방 효과 증강의 철칙 **4**

부작용 없는 다른 처방을 추가한다

꽃가루 알레르기에 대한 제1선택약은 소청룡탕(小靑龍湯)이다. 마황이 1일 기준 3g이다. 효과가 모자란 경우에는 우선 소청룡탕 복용 빈도를 늘리고, 다음에는 마황 함유량이 많은 월비가출탕(越婢加朮湯)으로 변경한다. 또는 마황부자세신탕(麻黃附子細辛湯) 등의 마황제를 과감하게 병용하는 방법이 있지만, 다른 방법으로는 마황이 들어있지 않은 처방을 병용하는 방법이 있다. 이 방법은 안전하며 유효하다. 영감강미신하인탕(苓甘薑味辛夏仁湯)이나 영계출감탕(苓桂朮甘湯) 등을 병용하는 것이다. 마황이 중요하지만, 마황 이외의 협력으로도 대처할 수 있는 것이다.

포인트 POINT

영감강미신하인탕은 글자 그대로, 복령(茯苓), 감초(甘草), 건강(乾薑), 오미자(五味子), 세신(細辛), 반하(半夏), 행인(杏仁) 7가지 약으로 구성된다. 영계출감탕도 글자 그대로 복령, 계피(桂皮), 창출(蒼朮), 감초로 구성된다. 전탕약이라면 이러한 협력적 약재를 다양하게 가미할 수 있지만, 엑기스제의 경우, 마황제인 소청룡탕, 월비가출탕, 마황부자세신탕 등에 영감강미신하인탕이나 영계출감탕을 추가하여 효과를 노리게 된다.

코멘트 COMMENT

한의약은 합산하면 효과가 감약되는 경우가 있기 때문에 우선은 1가지 처방씩만 사용해 보도록 한다. 마황제 병용에는 주의가 필요하지만, 영감강미신하인탕이나 영계출감탕 등 마황이 포함되어 있지 않은 처방의 경우, 부작용의 발생 빈도가 아주 드물기 때문에 효과가 없을 때에는 다양한 시도가 가능하다. 소청룡탕+마황부자세신탕+영계출감탕과 같은 조합도 꽤 유효하다. 마황 1일량은 7g으로 월비가출탕의 6g보다 조금 더 많다.

● 현대 한방　효과 증강의 철칙 **5**

부자 병용, 1g/일로 시작하여 6g/일까지는 기본적으로 안전

부자(附子)는 건강(乾薑)과 함께 몸을 따뜻하게 하는 대표적인 약재다. 부자말(附子末)은 엑기스제로도 사용할 수 있기 때문에 부자만 증량할 수가 있다. 부자는 몸을 따뜻하게 할 뿐 아니라 처방의 효과를 증강시키는 작용도 가지고 있다고 알려져 있다. 따라서 부자 함유 처방의 경우, 부자를 증량하면 효과를 높일 수 있다. 반면, 부자는 감독(減毒)시켰다고는 하지만 독이 있으므로 주의가 필요하다. 천천히 조금씩 증량시키면 문제없이 사용할 수 있다.

예외 例外

부자 함유 처방으로는 팔미지황환(八味地黃丸), 우차신기환(牛車腎氣丸), 진무탕(眞武湯), 마황부자세신탕(麻黃附子細辛湯), 계지가출부탕(桂枝加朮附湯), 대방풍탕(大防風湯) 등이 있다. 감독(減毒) 기술이 진보하여 안전성은 상당히 향상되었지만, 동시에 과거에 규정했던 용량대로 사용하게 되면, 부자 효과는 상대적으로 낮게 마련이다. 그럴 때는 부자를 증량시키는 것이 좋다. 또한 부자가 함유되어 있지 않은 처방에도 부자를 추가하면 효과가 증강될 수 있다. 당귀작약산(當歸芍藥散), 오령산(五苓散) 등에 추가해 볼 수 있다.

코멘트 COMMENT

부자의 부작용(두근두근, 메슥메슥, 혀 저림, 설사 등)은 젊은 사람에서 쉽게 나타나며, 고령자일수록 잘 발생하지 않는다. 부자제(附子劑)는 열약(熱藥)이기 때문에 고령자를 위한 약이라고 생각하면 된다. 부자를 증량할 때는 4주간 매번 1일량 1g씩 증량하면 안전하다. 1일 6g 정도까지는 보통 문제가 없다. 갑자기 증량하면 효과적일 순 있지만, 처방하는 의사가 부자를 다루는 것이 익숙해지기 전까지는 조금씩 증량하는 걸로 해야 한다. 안전제일이니까.

● 현대 한방 효과 증강의 철칙 6

복용량을 줄여야 유효한 경우가 있다
고령자나 만성 설사 등의 경우다

한방처방을 복용할 때는 복용량을 줄여야 유효한 경우가 있다. 양약 저항성 만성 설사에 진무탕(眞武湯)을 처방할 때 이런 것을 경험할 수 있다. 또한, 고령자는 진무탕뿐 아니라 복용량을 줄이면 효과가 나거나, 복용량을 줄이는 편이 효과가 더 큰 경우가 있다. 그럴 수도 있다는 것을 평소부터 이해해 두는 것이 중요하다. 자주 처방하다보면 경험할 수 있다.

예외 例外

복용량을 늘리면 효과가 늘어나는 것을 '용량의존성'이라고 한다. 양약에선 당연한 일로 부작용이 생기지 않는 안전한 범위 내에서 유효량을 결정해 간다. 양약은 유효 성분이 단일 성분이므로 효과도 당연히 '용량의존성'을 보인다. 오히려 임상 시험상 '용량의존성'이 없으면 약제로 인가를 받지 못한다. 단일 성분이기 때문에 부작용이 생기 전까지는 효과가 증가할 수밖에 없다.

코멘트 COMMENT

한방처방은 약재 합산의 결정체다. 어느 증상에 직접 유효한 약재도, 실은 반대로 작용하는 다른 약재도 함유하고 있다. 이렇게 어느 한 약재의 폭주를 억누르기 위해 다른 약재를 함유하고 있는 것이 한방처방의 매력이다. 그래서 '용량의존성'에 반하는 효과가 나타난다고 생각한다. 또한, 고령자의 경우, 복용량을 조금씩 줄여 보는 것이 유효한 경우가 있다. 보중익기탕(補中益氣湯)이나 십전대보탕(十全大補湯) 등 삼기제의 경우, 용량을 줄이면 오히려 유효함을 종종 경험한다.

● 현대 한방 효과 증강의 철칙 **7**

약재 밸런스 변경, 엑기스제를 쓸 때도 가능

온청음(溫淸飮)은 황련해독탕(黃連解毒湯)+사물탕(四物湯)이다. 몸을 식히는 처방인 황련해독탕과 혈허(血虛)에 유효하며 따뜻하게 하는 효과가 있는 사물탕(四物湯)을 합쳐 놓은 것이다. 신기한 처방이다. 이때, 그 밸런스를 변경하면 더욱 유효해지기도 한다. 온청음에 황련해독탕 또는 사물탕 엑기스제를 미묘하게 추가하는 방법으로 밸런스를 바꿀 수 있다. 또한, 황련해독탕 엑기스와 사물탕 엑기스의 분량을 바꿔 처방하는 것도 밸런스 변화를 만들어내는 방법이다.

포인트 POINT

극단적인 조정 예는 온청음에서 사물탕을 뺀 황련해독탕을 사용하는 것이다. '플로차트(flow chart) 한방약 치료'에서는 습진이나 아토피 제1선택약으로 십미패독탕(十味敗毒湯)을 제시했으며, 제2선택이 온청음이다. 하지만 습진이나 아토피의 가려움을 우선 멈추게 하고 싶을 때는 황련해독탕이 유효한 경우가 많다. 극단적인 밸런스 변화이지만, 황련해독탕 : 사물탕=10 : 0으로 맞춘 것이다. 그렇게까지는 하지 않더라도 변화를 시도해 보면 좋은 결과를 얻을 수 있다.

코멘트 COMMENT

또한 온청음을 포함한 보험 엑기스제로는 형개연교탕(荊芥蓮翹湯)과 시호청간탕(柴胡淸肝湯)이 있다. 두 처방 모두 체질 개선 효과가 강해 여러 종류의 약재로 구성되어 있지만, 그중에서 온청음의 양을 늘리는 것도 가능하다. 형개연교탕+온청음, 시호청간탕+온청음으로 처방하는 것이다. 또한, 형개연교탕과 시호청간탕 중의 황련해독탕 또는 사물탕만 증량하는 방법도 있다.

● 현대 한방 효과 증강의 철칙 8

전체 처방과 부위별 처방의 병용

현대 서양의학으로 치료되지 않는 습진에 대한 처방으로 '플로차트 한방약 치료'에서는 십미패독탕(十味敗毒湯), 온청음(溫淸飮), 소풍산(消風散), 형개연교탕(荊芥蓮翹湯) 등을 거론하고 있다. 또한, 만성 습진은 부위를 키워드로 삼아 처방할 수 있는데, 머리가 메인인 습진이나 아토피에는 치두창일방(治頭瘡一方), 음부 습진에는 용담사간탕(龍膽瀉肝湯), 여드름에는 청상방풍탕(淸上防風湯), 손 습진이나 손 거침에는 계지복령환가의이인(桂枝茯苓丸加薏苡仁)이나 온경탕(溫經湯)을 처방한다. 그래도 무효하다면 십미패독탕, 온청음, 소풍산, 형개연교탕을 앞의 처방과 병용하는 방법도 쓸 수 있다.

포인트 POINT

각 한방처방은 합치면 효과가 없어질지도 모르며, 효과가 감소될지도 모른다고 머릿속에 기억하며 이전 치료가 무효할 때에는 부득이하게 병용을 시도하면 된다. 약재수가 당연히 증가될 것이므로 약재수가 적은 처방이 가지고 있는 날카로움이 없어질 수도 있으나, 조금이나마 호전된다면 느긋하게 처방 복용을 지속하도록 해본다. 여러 가지 지혜를 묶어서라도 낫게 해야만 하니까.

코멘트 COMMENT

또한, 삼기제(蔘芪劑)나 인삼제(人蔘劑)로 기력, 체력을 올리면서 습진에 대한 처방을 병용하는 방법도 사용할 수 있다. 삼기제인 보중익기탕(補中益氣湯)만으로도 습진을 치료한 경험도 있다. 몸 전체를 치료하는, 몸을 건강하게 하는 한방처방으로 습진이 나은 것이다. 곧, 현대 서양의학만으로 습진이 치료되지 않는 경우, 체질 개선 처방 병용도 당연히 고려해야만 할 것이라 생각한다.

● 현대 한방 효과 증강의 철칙 9

피부 질환의 경우, 특히 변비 해소를! 대황에는 구어혈 효과도 있다

한방처방을 유효하게 사용하기 위해서는 변비를 해소시키는 것도 중요하다. 특히 피부 질환의 경우, 변비는 금물인데, 불편하지 않을 정도로 설사시키는 것이 좋다고 알려져 있다. 전탕약의 경우, 대황(大黃)을 추가함으로써 간단하게 변통(便通) 조절을 할 수 있다. 엑기스제를 쓸 때는, 마자인환(麻子仁丸) 또는 윤장탕(潤腸湯)을 취침 전에 복용시켜 변통을 조정하면 된다. '고작변비(?)'라고 할 수도 있지만, 그래도 '변비'다. 우선 변통 조절이 중요하다.

포인트 POINT

그럼 양약으로 변통을 개선시켜도 좋을까? 가능하면 한방처방으로 변통을 조절하는 것이 가장 좋다고 생각한다. 하지만 환자분이 양약 사하제를 애용하고 있을 경우, 무리해서 한방 사하제로 변경할 필요는 없다고 본다. 한방처방은 장내 세균의 작용을 통해 변환되어 체내에 흡수된다. 그렇기 때문에 변통을 조정하는 것이 중요하다. 이렇게 생각하면 이해가 쉽다. 그렇기 때문에 양약 사하제도 효과는 같을 수밖에 없다.

코멘트 COMMENT

여러 약재 중 대표적으로 사하 효과를 가지고 있는 것은 뭐니 뭐니 해도 대황이다. 대황은 매우 매력적이고 신기한 약으로 사하 효과 외에도 진정 효과, 항염증 효과, 구어혈(驅瘀血) 효과까지 있다. 곧 대황이 함유된 사하제는 구어혈제이기도 하며, 항염증제이기도 한 것이다. 그렇기 때문에 양약 사하제를 병용하는 것보다는 한방 사하제로 변통을 조절하는 편이 보다 효과적이라고 생각한다.

● 현대 한방 효과 증강의 철칙 10

설사로 진무탕을 복용할 때는 열복으로, 매우 뜨겁게 복용

나는 평소 한방 엑기스제를 '고급 인스턴트커피' 같은 것이라고 환자분들에게 설명한다. 끓는 물에 녹이거나 물에 넣고 전자레인지에 돌리면 볶은 커피 내린 것처럼 된다는 의미다. 끓는 물로 복용하는 것을 온복(溫服)이라고 한다. 차의 뜨거움 정도의 물로 복용한다. 반면 열복(熱服)이라는 것은 매우 뜨겁게 복용하는 것으로, 설사 때문에 진무탕(眞武湯)을 복용할 때는 열복하는 것이 효과적인 것으로 알려져 있다. 혀에 화상이 생길 정도로 뜨거운 끓는 물로 후후 불어가면서 복용해야 한다.

예외 例外

한방처방은 보통 온복하는 것이 권고되나, 바쁜 분들은 그렇게 복용하기 어렵다. 가루 채 물에 녹여 복용해도 꽤 유효하므로 특별히 복용 방법을 설명하지 않는 경우도 있다. 하지만 효과가 나쁘거나, 효과가 좋지 않다고 할 때는 이렇게 복용 방법에 신경 써보는 것도 중요하다. 또한 식혀서 복용하는 편이 좋은 처방으로는 입덧에 대한 소반하가복령탕(小半夏加茯苓湯), 코피에 대한 황련해독탕(黃連解毒湯)이 있다.

코멘트 COMMENT

열복(熱服)과 온복(溫服)의 유효성 차이는 과학적으로 아직 알려져 있지 않다. 하지만 대부분의 의사들이 실제로, 만성 설사에 진무탕을 처방했을 때, 온복할 때는 무효였지만, 열복하면 효과가 있음을 경험하곤 한다. 만성 설사는 장기간 이어지는 질환이므로 환자분 자신이 어떤 복용 방법으로 복용했을 때, 심하게 고생했던 설사가 멈추었는지 잘 아는 경향이 있다. 이런 경험지(經驗知)는 중요하다.

● 현대 한방 효과 증강의 철칙 **11**

生 생강을 추가하자

오츠카 게이세츠(大塚敬節) 선생은 오수유탕(吳茱萸湯)이나 소반하가복령탕(小半夏加茯苓湯)을 복용할 때, 야채 가게 생강을 추가해서 넣도록 환자에게 지도했다고 한다. 분량은 1일량 기준 엄지손가락 머리 크기 정도인데, 대략적으로 맞추면 된다. 엑기스제를 처방할 때도 이것을 응용하면 효력이 증가되는 것 같다. 생강탕(生薑湯)도 간단하게 손에 넣을 수 있으므로 생강탕에 엑기스제를 녹여도 좋다고 설명하고 있다.

예외 例外

오수유탕이나 소반하가복령탕 외 갈근탕이나 반하후박탕에도 생강을 넣어주면 효과적이다. 처음부터 이런 방법을 권할 필요는 없지만, 처방 효과가 약간 부족하다는 느낌이 들 때에는 시도해 볼 가치가 있다. 엑기스제의 경우, 끓는 물에 녹인 후 확실히 따뜻하게 한 후, 생강을 넣으면 좋다. 생강으로 인해 유효성이 감약되기보다도, 오히려 효력이 증가될 것이라 생각한다.

코멘트 COMMENT

일본 엑기스제에 들어 있는 생강(生薑)은 진짜 우리가 보는 생강이 아니다. 생(生) 생강을 자연 건조한 것을 사용하고 있다. 그리고 이것을 탕포하여 건조한 것이 건강(乾薑)이다. 따라서 생강을 함유한 한방처방은 슈퍼에서 판매하고 있는 생강을 추가할 경우, 보다 효과가 증가될 가능성이 있다.

● 현대 한방 효과 증강의 철칙 **12**

천천히 조금이라도 실증이 될 수 있도록, 보하는 치료를 천천히 시간을 가지고

한방처방의 효과가 조금만 더 났으면 좋겠다는 느낌이 들 때, 기력을 올리는 한방처방을 병용하는 것이 좋다. 삼기제(蔘芪劑)나 인삼제(人蔘劑), 건중탕류(建中湯類) 등을 사용하는 것이다. 장기 프로젝트다. 체질 개선 전략으로 조금이나마 실증이 될 수 있게 만들어 주는 것이다. 심한 허증(虛證) 체질에서 벗어날 수 있게 하는 것이다. 장기간 복용해야 할 필요가 있다. 본인이 건강해지는 느낌이 들었던 한방처방을 1년 이상 처방하고, 그 후 다른 한방처방으로 변경한다.

포인트 POINT

보(補)라는 사고방식은 최근까지도 서양의학에는 없었다. 지금도 그런 개념은 희박하다. 이러한 장기 전략은 한방적인 개념인 것이며, 서양의학의 보완의료로서는 최선의 조건에 해당한다. 삼기제는 십전대보탕(十全大補湯), 대방풍탕(大防風湯), 인삼양영탕(人蔘養榮湯), 보중익기탕(補中益氣湯), 가미귀비탕(加味歸脾湯), 귀비탕(歸脾湯), 반하백출천마탕(半夏白朮天麻湯), 청심연자음(淸心蓮子飮), 청서익기탕(淸暑益氣湯), 당귀탕(當歸湯) 등이다. 인삼제(人蔘劑)는 육군자탕(六君子湯), 사군자탕(四君子湯) 등이 대표적이다.

코멘트 COMMENT

허약한 사람이나 아이들의 경우, 특히 소건중탕(小建中湯)으로 대표되는 건중탕류를 사용한다. 어른들에게도 많이 사용한다. 소건중탕에 황기(黃芪), 당귀(當歸)를 추가한 황기건중탕(黃芪健中湯)이나 당귀건중탕(當歸建中湯) 등도 건중탕류이다. 인삼제의 대표인 육군자탕도 장기적으로 복용하기 좋다. 인삼과 황기를 포함한 삼기제는 기력 체력을 올려주는 약이다. 여러 가지를 시도해 보아 원기가 돋아지는 것을 선택한다.

● 현대 한방 효과 증강의 철칙 13

모자동복(아이의 신경이 날카로워진 것은 엄마의 흥분이 전해졌기 때문)

억간산(抑肝散)이 기록되어 있는 옛날 책에는 모자동복(母子同服)이라는 말이 적혀 있다. 아이의 신경이 날카로워진 상태에 억간산은 유효한데, 억간산을 엄마에게도 복용시키도록 하는 사고방식이다. 엄마의 흥분이 아이에게도 전달된다고 생각한 것이다. 요즘 세상을 보면, 오히려 지금이야말로 이런 사고방식이 필요할지도 모르겠다. 그러한 효과 증강 방법도 있다는 것도 알아두자.

포인트 POINT

내 외래에도 '아이들이 이 나이가 되었는데도 부모가 같이 들어오는가'라는 생각이 드는 부모와 아이가 있다. 그런 부모와 아이들의 경우, 내가 하는 질문에 대답을 대부분 엄마가 한다. 집에서 어떤 생활을 하고 있을지 추측이 된다. 나는 모자동복은 시키지 않는다. 오히려 아이 본인에게 살짝 "다음에는 혼자 오도록 해"라고 귓속말을 한다. 혼자서 재진하러 오면, 물론 곤란해 하는 호소는 있지만, 오히려 밝게 웃는 경우가 적지 않다.

코멘트 COMMENT

나는 진료 시, 가족이 같이 왔는지를 대부분 묻는다. 그리고 모처럼 다 같이 온 것이니까 같이 왔다면, 진료실에 들어오게 한다. 나도 가족들에 대해 알고 싶고, 가족들 쪽에서도 어떤 의사인지 알고 싶을 테니까. 가족이 환자에 대해 염려하는 것은 당연한 일이다. 그런데 그것이 도를 넘으면 환자 자신은 부담감을 느끼게 되고, 그러한 가정환경이 병의 근원이 될 수 있다고 생각한다. "부모가 아이를 좀 내버려 두면 해결될 텐데"라고 생각하는 경우도 있다.

MEMO
현대 한방

제 **7** 장

알맞은 처방이 않을 때의

잘 떠오르지 철칙

處方-不

처방이 생각나지 않을 때는 환자분에게 자신의 언어로 그대로 이야기하게 해보자. 수분 동안 이야기하게 해도 좋다. 그중에서 키워드를 찾아본다. 피곤하다고 이야기하지는 않는지, 식욕이 없다고 호소하지는 않는지, 또한 그 말속에서 심신증 같다는 느낌은 없는지 등을 본다. 한방 진료를 할 때, 그 진료 현장에서 의사가 알고 있는 만큼만 진찰할 수 있다. 그리고 아는 범위 내에서만 처방을 결정해야 한다. 현대 서양의학처럼 오늘은 검사를 해본다. 그리고 다음 날, 그 검사를 기초로 치료 방법이나 처방을 결정하는 작전을 취할 수 없다. 그 자리에서 처방할 수 있어야 한다.

● 현대 한방 알맞은 처방이 잘 떠오르지 않을 때의 철칙 **1**

나을 수 있으니까 나아보자

한방처방은 각 약재 합산의 결정체다. 몸 전체를 치료하는 지혜다. 그렇기 때문에 지속적으로 사용하다 보면, 하나의 처방이 다양한 증상을 치료하는 것을 경험할 수 있다. 좀 거칠게 이야기하자면, 모든 증상을 치료할 수도 있다. 따라서 환자분의 주 증상을 치료하는 방법이 생각나지 않을 때 다른 호소를 잘 들어서 그것들을 통해 치료할 수도 있다. '나을 수 있으니까 나아보자'라는 자세를 가져본다. 이런 태도를 가져볼 수 있다는 것이 한방처방의 매력이다.

예외 例外

구성 약물수가 적은 한방처방은 예리한 맛이 좋지만, 막연하게 계속 사용하면 효과가 없어져 버리기도 한다. 또한 구성 약물수가 많은 한방처방은 바로 효과가 날 확률은 적지만, 체질 개선 효과를 기대해 볼 수 있다는 특징이 있다. 대황(大黃)을 함유한 한방처방을 요즘은 사하제로 이용하고 있지만, 대황에는 정균(靜菌) 작용과 구어혈(驅瘀血) 작용, 향정신 작용 등도 있어, 단순하게 사하제로만 생각할 수 없는 매력을 간직하고 있다. 그래서 대황감초탕(大黃甘草湯)을 구어혈제(驅瘀血劑)로 분류하기도 한다.

코멘트 COMMENT

플로차트적인 사고방식으로 처방하는 것이 처음에는 간단하며 꽤 유효하다. 문제점은 환자분이 다양한 증상을 호소할 때다. 각각의 증상에 플로차트(flow chart)적으로 한방처방을 대입하면, 모든 것을 복용해야 한다. 그래서 상당한 양의 약을 복용해야만 한다. 그때, 가장 힘든 호소를 듣고, 그것부터 치료하는 방법을 사용하는 것이 좋다. 그러면 다른 호소가 치료되는 것도 경험할 수 있다. 물론, '나을 수 있으니까 나아봅시다'라는 자세로 접근할 수도 있을 것이다.

● 현대 한방 알맞은 처방이 잘 떠오르지 않을 때의 철칙 **2**

복진을 통해 힌트를 얻자

나는 지금까지 감히 한방적 복부진찰[腹診]은 시행하지 않아도 좋다고 이야기해 왔다. 하지만 처방을 선택하기 어려우면 꼭 복진을 해본다. 복진을 통해 처방에 대한 힌트를 얻을 수 있다. "자 복진 해볼까!"라고 마음먹는다고 바로 가능한 것은 아니다. 그래서 이런 때를 위해 평소에 시간이 있으면 환자의 복부를 만져본다. 특히 치료하면서 좋아진 사람의 복부 소견 변화를 관찰하는 것은 매우 중요하다.

포인트 POINT

그럼 복진은 어느 정도로 중요한 것일까? 복진을 통해 얻은 소견은 절대적인 것일까? 적어도 오츠카 게이세츠(大塚敬節) 선생의 저서에서는 자신의 경험을 토대로 복진을 맹신해서는 안 된다며 경계를 취하고 있다. 오츠카 선생의 복부에는 언제나 우측에 흉협고만(胸脇苦滿)이 있었지만, 거기에 사로잡히지 않고, 곧 시호제(柴胡劑)를 사용하지 않고 다른 처방을 자기 자신에게 처방하여 증상이 회복되었다고 기록했다. 어디까지 복진은 처방 선택의 힌트일 뿐이다.

코멘트 COMMENT

한방의 특징적인 복부진찰[腹診] 소견은 실제로 책에 따라 다르다. 복진이 항상적(恒常的)으로 언제나 같은 결과를 보인다면 여러 책 내용의 차이가 그다지 크지 않을 것이라 생각한다. 하지만 실제로는 꽤 다르다. 또한 복진 방법도, 압박 강도 등도 사람에 따라 각기 다르다. 복진이 무용지물이라는 것은 아니지만, 그만큼 아날로그적이라는 것이다. 어디까지나 좋은 것만 취하면 되는 정도일 뿐이다.

● 현대 한방 알맞은 처방이 잘 떠오르지 않을 때의 철칙 3

어쨌든 곤란할 때는 시호계지탕

한방 진료를 할 때, 그 진료 현장에서 의사가 알고 있는 만큼만 진찰할 수 있다. 그리고 아는 범위 내에서만 처방을 결정해야 한다. 현대 서양의학처럼 오늘은 검사를 해본다. 그리고 다음 날, 그 검사를 기초로 치료 방법이나 처방을 결정하는 작전을 취할 수 없다. 그 자리에서 처방할 수 있어야 한다. 하지만 처방을 결정할 수 없을 때는 어떻게 해야 할까? 현대 서양의학의 보완의료로서 현대 서양의학으로 개선시킬 수 없는 경과가 긴 질환에 대해서는 일단, 시호계지탕(柴胡桂枝湯)을 투여한다.

포인트 POINT

시호계지탕을 2~4주간 투여하며, 그 사이에 최적의 처방을 찾아본다. 그리고 재진 시에 생각난 것을 처방하면 환자분이 "이전에 받았던 처방이 조금 더 좋았던 것 같아요."라고 이야기하는 경우가 꽤 있다. 그 만큼 폭넓게 사용할 수 있는 처방이 시호계지탕이다. 오츠카 선생의 4대 처방 중 하나이기도 하다. 나머지는 대시호탕(大柴胡湯), 반하사심탕(半夏瀉心湯), 팔미지황환(八味地黃丸)이다.

코멘트 COMMENT

시호계지탕은 소시호탕(小柴胡湯)+계지탕(桂枝湯)이다. 소시호탕은 급성기(태양병기)를 지난 단계(소양병기)에 가장 중요한 빈용 처방이다. 반면, 계지탕은 태양병기의 기본 처방으로 허약 경향의 사람들에게 만능약이다. 그런 2가지 조합이 다양한 호소에, 다양한 사람에게 효과를 보인다. 당연하다면 당연한 것이라고 생각할 수 있지만, 사용해 보면 유용성을 실감할 수 있다. 심신증(心身症)같다고 느껴질 때에도 꽤 유효하다.

● 현대 한방 알맞은 처방이 잘 떠오르지 않을 때의 철칙 **4**

피로, 식욕부진, 심신증이라는 키워드에 주목하여 처방을

한방처방은 각 약재 합산의 지혜다. 핀 포인트(pin point)로 병을 치료하지는 못하는 반면, 몸 전체를 치료하고 그에 이어 주 증상도 치료할 수 있다. 그렇기 때문에 몸의 어딘가를 좋게 하면 이어서 주 증상이 나아지는 것을 경험한다. 피곤하다는 키워드를 통해서 보중익기탕(補中益氣湯), 식욕부진이라는 키워드를 통해 육군자탕(六君子湯), 심신증(心身症)이라는 키워드를 통해 시호계지탕(柴胡桂枝湯)을 처방해 보자.

예외 例外

서양의학은 핀 포인트로 과학적이고 논리적이다. 그렇기 때문에 낫게 할 수 있는 것 외에는 낫게 하지 못하는 것이 어찌 보면 당연한 결과일지 모른다. 위통을 H2 blocker로 치료하면 단지 그뿐이다. 하지만 반하사심탕(半夏瀉心湯)으로 위통을 치료하면 그 외의 증상과 호소도 개선된다. 과거에는 전체를 치료하는 방법 외에는 없었기 때문에 당연하다면 당연한 귀결이다. 한방처방은 오히려 과학적이지 않기 때문에 이런 맛이 있는 것이다.

코멘트 COMMENT

처방이 생각나지 않을 때는 환자분에게 자신의 언어로 그대로 이야기하게 해보자. 수분 동안 이야기하게 해도 좋다. 그중에서 키워드를 찾아본다. 피곤하다고 이야기하지는 않는지, 식욕이 없다고 호소하지는 않는지, 또한 그 말속에서 심신증 같다는 느낌은 없는지 등을 본다. 그러한 부류의 이야기를 한다면 보중익기탕, 육군자탕, 시호계지탕을 처방해 본다. 꽤 유효하다. 부 증상을 치료함으로써 주 증상이 점점 좋아지는 것을 경험하게 되면, 즐거워진다. 보중익기탕의 별명은 의왕탕(醫王湯)이다.

● 현대 한방 알맞은 처방이 잘 떠오르지 않을 때의 철칙 **5**

Best Match! 시호제+구어혈제

체격을 통해 오토 매칭으로 처방한다. 약한 경향일 경우, 어느 호소에나 소시호탕(小柴胡湯)+당귀작약산(當歸芍藥散), 튼튼한 타입일 경우, 대시호탕(大柴胡湯)+계지복령환(桂枝茯苓丸)으로 처방한다. 시호제(柴胡劑)와 구어혈제(驅瘀血劑) 조합으로 베스트 매치(Best Match) 중 하나다. 만성기 증상일 경우, 어느 호소라도 이 조합으로 우선 대처해 볼 수도 있다. 몸 전체를 치료할 가능성이 있는 한방처방이기 때문에 가능한 마술이다.

포인트 POINT

시호제+구어혈제 조합에 시호제로는 소시호탕이나 대시호탕 외에, 시호가용골모려탕(柴胡加龍骨牡蠣湯), 사역산(四逆散), 시호계지탕(柴胡桂枝湯), 시호계지건강탕(柴胡桂枝乾薑湯) 등도 사용할 수 있다. 구어혈제로는 당귀작약산, 계지복령환 외에 도핵승기탕(桃核承氣湯), 통도산(通導散), 대황목단피탕(大黃牧丹皮湯), 온경탕(溫經湯) 등도 사용할 수 있다.

코멘트 COMMENT

소시호탕 합 당귀작약산, 대시호탕 합 계지복령환은 오츠카 게이세츠(大塚敬節) 선생의 스승인 유모토 큐신(湯本求眞) 선생이 애용하던 처방이다. 유모토 선생은 "어혈(瘀血)은 숨어있다."라고 했는데, 그렇기 때문에 모든 증상에 구어혈제를 사용할 수 있다. "그런 말도 안 되는…"이라며 부정하기보다는 이런 구절을 처방 선택의 한 방편으로 받아들이는 것이 좋다. 우선 구어혈제를 이용해 몸의 변화를 보면서 처방을 변경해 가면 된다.

MEMO 현대 한방

제 8 장
효과가

없을 때의 철칙

效果-不

교과서를 읽다보면, 많은 맥 상태가 기록되어 있다. 현대 한방의 입장은 과감히 맥을 보지 않아도 된다는 것이지만, 앉은 상태에서도 맥은 간단하게 볼 수 있으니까, 환자 전원의 맥을 봐 보는 것이 좋다. 겉보기에 실증이나 허증인데, 맥의 튼튼함이나 약함이 일치하지 않을 때가 있다. 그럴 때, 특히 실증 같아 보이는데, 맥은 약할 때, 그리고 지금까지 사용했던 처방이 효과가 없을 때는 허증용 처방을 사용해 본다. 한의약 이론은 다양한 처방 중 치료 확률이 높을 것으로 생각되는 치료를 선택하게 해주는 지혜다. 물론 어느 정도 역할을 한다. 하지만, 좋은 결과가 나오지 않을 때는, 정해진 이론에 구애받지 말고 자유롭게 처방을 변경해 볼 필요도 있다.

● 현대 한방 효과가 없을 때의 철칙 1

허실 판단이 틀린 것은 아닌지 의심하자, 확신은 금물, 다시 살펴보자

허증(虛證)과 실증(實證)은 가장 흔하게 접하는 한의약 용어다. 곧 중요한 것이란 말이다. 아날로그인 한의약의 세계 속에서 실증과 허증의 개념과 정의는 매우 다양하다. 다만, 이 책 시리즈에서는 허실(虛實)을 소화 기능으로 보고 있으며, 이것이 근육량에 비례한다고 조금은 간단하게 정의하고 있다. 예로부터 한약이 효과가 없을 때는 이 허실 판단이 틀린 것은 아닌지를 의심해 보라고 했다. 허증이라고 확신하여 허증 처방만 복용시킨 것은 아닌지 생각해 보라는 것이다.

포인트 POINT

어떻게 생각해도 허증 같은 사람이 있다. 그런 사람도 마황(麻黃)을 복용할 수 있을지도 모른다. 곧 실증일지도 모른다고 의심해야 한다는 메시지. 허증 같았던 사람에게 실증 처방을 투약할 때는 주의해야 한다. 마황이나 대황(大黃)이 포함되어 있을 경우, 부작용이 일어날 수 있기 때문이다. 충분히 설명하고 처방해야 한다. 비슷하게 실증 환자의 경우도, 마황제를 문제없이 복용하더라도 좋아지지 않을 때는 보법(補法)으로 바꿔 보는 것도 한 방법이다.

코멘트 COMMENT

한의약 이론은 다양한 처방 중 치료 확률이 높을 것으로 생각되는 치료를 선택하게 해주는 지혜다. 물론 어느 정도 역할을 한다. 하지만, 좋은 결과가 나오지 않을 때는, 정해진 이론에 구애받지 말고 자유롭게 처방을 변경해 볼 필요도 있다. 한번 시도해 봤으나 효과가 없었다는 정보는 다음 처방을 선택할 때 참고가 된다. 한방 진료 시, 진료 차트에서 가장 눈여겨 봐야할 것은 처방력(處方歷)이라고 생각한다.

● 현대 한방 효과가 없을 때의 철칙 **2**

氣 순환이 좋은 것처럼 보여도 향소산이나 반하후박탕을 사용해 보자

향소산(香蘇散)이나 반하후박탕(半夏厚朴湯)은 기(氣) 순환을 좋게 하는 처방이다. 기울(氣鬱)에 유효한 것으로 알려져 있는데, 이 기울을 '무언가 심리적 문제가 관여되어 있다고 여겨질 때'라고 쉽게 생각하고, 처방해도 꽤 유효하다. 또한, 전혀 심리적 문제와는 관계가 없다고 생각될 때도, 처방 선택에 어려움이 있다면, 향소산이나 반하후박탕을 처방했을 때, 효과가 있기도 한다.

포인트 POINT

기울에 대한 처방이라고 단정 짓지 말고, 어쨌든 처방을 선택하기 어려울 때 사용해 보자는 태도로 이용해 본다. 꽤 유효하다. 기혈수(氣血水)의 정의를 대입하거나, 가상 병리 개념을 나열 하다보면 그것만으로도 더 이상 공부하기 싫어진다. 그냥 처방 선택의 한 방편으로 이해하고 착실히 처방해 본다. 현대 의료기술만으로 치료되지 않을 때 처방해 보면, 폭 넓은 유효성을 체감할 수 있을 것이다.

코멘트 COMMENT

우선 자기 자신에게 향소산을 투여해 본다. 매우 맛있다. 향소산에는 음식물 알레르기를 일으킬 수 있는 것으로 알려진 약재도 들어있지 않아, 향소산을 복용할 수 없다면 한방처방은 복용할 수 없다고 말해도 될 정도로 맛있다. 그리고 감기에도 유효하며, 기분도 상쾌하게 하고, 무엇보다도 효과가 있는 매우 멋진 처방이다. 좀 과도한 말일 수도 있겠으나, 향소산은 누구에게나 사용할 수 있는 처방이다.

● 현대 한방 효과가 없을 때의 철칙 3

허증의 갈근탕이라고도 불리는 진무탕을 투약해 보자!

진무탕(眞武湯)은 부자(附子), 복령(茯苓), 창출(蒼朮), 작약(芍藥), 생강(生薑) 5가지 약재로 구성된 처방이다. 부자는 따뜻하게 하는 약재로 고령자나 냉증이 있는 분들에게 좋은 약재다. 진무탕은 음증(陰證)의 갈근탕(葛根湯)으로 불릴 정도로 사용 빈도가 높으며, 광범위하게 유효하다. 그렇기 때문에 고령자나 냉증인 분들에게 적당한 처방을 찾기 어려울 때, 진무탕을 처방하고 경과를 지켜보는 방법을 선택할 수도 있다.

포인트 POINT

보험 적용 한방 엑기스제 중 부자가 포함된 것으로는 진무탕 외에 팔미지황환(八味地黃丸), 우차신기환(牛車腎氣丸), 계지가출부탕(桂枝加朮附湯), 마황부자세신탕(麻黃附子細辛湯), 대방풍탕(大防風湯) 등이 있다. 모두 고령자나 냉증 타입의 사람에게 사용할 수 있는데, 아무래도 복령과 창출 같은 이수제를 함유하고 있는 진무탕은 보다 간편하게 사용하기 좋다. 부자는 단독 엑기스제로도 사용할 수 있다. 이 엑기스제를 사용하여 간편하게 부자를 증량할 수 있다.

코멘트 COMMENT

진무탕은 어지러움, 설사 등에 유효하나, 오츠카(大塚) 선생 저작집에는 전후(戰後) 대부분의 도시 사람들의 질환, 충수염까지도 진무탕으로 치료했다고 적혀있다. 그렇기 때문에 서양의학적으로 치료되지 않는 사람에게, 또는 처방이 잘 떠오르지 않을 때, 냉증 타입, 허약한 타입, 중년 이후일 경우, 어쨌든 일단 진무탕을 사용해 보는 작전도 세워볼 수 있다.

● 현대 한방 효과가 없을 때의 철칙 4

'괴병은 수의 변' 잘 알 수 없는 호소는 수독을 의심해 보자

처방이 떠오르지 않거나, 처방이 잘 듣지 않을 때, 옛날 사람들은 '괴병(怪病)은 수(水)의 변(變)'이라고 말했다. 괴상한 병은 기혈수(氣血水) 이론 중 수(水)의 이상일 가능성을 생각해 보라는 것이다. 수의 이상은 수독뿐이다. 수독을 고치는 대표적인 처방이 오령산(五苓散)이므로 우선 오령산을 처방해 보면 된다. 병의 경과가 오래되었을 때는 소시호탕(小柴胡湯)과 오령산을 합방한 시령탕(柴苓湯)으로 처방해도 좋을 것 같다.

예외 例外

수(水)의 변(變)이란, 수독(水毒)을 말하는 것으로 오령산 이외의 처방도 고려해 봐야 한다. 수독을 치료하는 약은 소변량을 증가시키는 이수제(利水劑), 소변량은 증가시키지 않지만 몸 안 수분의 밸런스를 교정해 주는 구수제(驅水劑), 기침이나 가래를 개선하는 약으로 크게 나누어진다. 이렇게 정리해 두면, 처방 선택에 참고가 될 것이다. 다양한 처방이 실제 수독을 치료하는 작용을 가지고 있다.

코멘트 COMMENT

여러 가지 교과서를 살펴보면 수독이라는 항목에 많은 증상과 호소가 나열되어 있다. "이런 증상도 수독인가?"하고 생각들 때도 있다. 그때는 이런 증상도 수독을 교정하는 약으로 개선시킬 수 있다고 이해하면 된다. 한방이론은 처방 선택의 방편이다. 처방 선택을 위해서 있는 것이라고 생각하는 것이 중요하다.

● 현대 한방 효과가 없을 때의 철칙 **5**

맥을 진지하게 봐 보자, 아무리 보아도 실증인데, 허증일지 모른다

아무리 생각해 봐도 실증(實證) 같은 튼튼한 타입의 사람이 다양한 호소를 하며 보통 사용하는 처방으로는 효과가 없을 때, 허증용 처방, 예를 들어 보중익기탕(補中益氣湯)이나 십전대보탕(十全大補湯), 육군자탕(六君子湯) 등이 유효한 경우가 있다. 이럴 때는 맥을 주의 깊게 살펴본다. 실증 맥은 크고 잘 만져 진다. 반면 허증(虛證) 맥은 약하며, 명확하게 만져지지 않는다. 어려운 맥진을 하자는 것이 아니라, 맥이 명확할 경우에는 실증, 약하다면 허증이라는 정도의 진찰만 해도 꽤 도움이 된다.

포인트 POINT

교과서를 읽다보면, 많은 맥 상태가 기록되어 있다. 현대 한방의 입장은 과감히 맥을 보지 않아도 된다는 것이지만, 앉은 상태에서도 맥은 간단하게 볼 수 있으니까, 환자 전원의 맥을 봐 보는 것이 좋다. 겉보기에 실증이나 허증인데, 맥의 튼튼함이나 약함이 일치하지 않을 때가 있다. 그럴 때, 특히 실증 같아 보이는데, 맥은 약할 때, 그리고 지금까지 사용했던 처방이 효과가 없을 때는 허증용 처방을 사용해 본다.

코멘트 COMMENT

침구(鍼灸)를 전문으로 하는 선생님들처럼 맥을 자세하게 볼 필요는 없다. 맥은 보통 급성기 병에 대한 처방 선택 시 사용된다. 마황탕(麻黃湯) 증의 경우, 피부에서 바로 맥이 만져지고 강하며[浮緊], 계지탕(桂枝湯) 증의 경우, 피부에서 바로 만져지지만 약한[浮弱] 형태로 나타난다. 만성기 질환 진료 시에는 허실 판정에 유효하다고 생각한다.

● 현대 한방 효과가 없을 때의 철칙 6

첫 처방으로 돌아가 보자, 첫 처방으로 효과가 나는 경우가 있다

여러 가지 처방을 시도해 봤지만 효과가 없을 때가 있다. 그럴 때 1가지 방법은 첫 처방으로 돌아가는 것이다. 첫 처방이 뒤에는 효과를 보이는 경우가 있기 때문이다. 지금까지 처방했던 처방으로 체질이 변하여, 첫 처방이 유효할 수 있게 된 것이다. 또는 첫 처방이 효과가 있었지만, 그다지 실감하지 못했던 것으로도 설명할 수 있다. 어쨌든 몇 번씩 처방을 바꿔 보았지만, 치료되지 않아 곤란할 때는 첫 처방으로 돌아가 보는 방법도 유효하다는 점을 기억해 둔다.

포인트 POINT

첫 처방의 투여 기간이 짧았던 것일지도 모른다. 조금 더 장기간 처방해 본다. 환자분도, 투약하는 의사도 처음에 받은 인상보다 만만치 않은 병태라고 인식하고 있을 것이다. 조금의 변화라도 확실히 느끼는 것이 중요하다. 그리고 개선 경향을 보일 경우, 천천히 지속하면 이윽고 치료되는 것을 꽤 경험할 것이다. 초심으로 돌아가는 것이 새로운 발견으로도 이어지는 것이다. 유효한 한방처방을 간과해 버리는 일은 없어야 하니까.

코멘트 COMMENT

다른 의원에서 한방처방을 처방받았지만, 병이 낫지 않아 내원하는 케이스도 있다. 또한 이전에 그 한방처방은 복용해 봤지만 무효했다고 환자분이 말하는 경우도 있다. 시기가 다르면, 병도 환자도 다르다. 어느 정도는 지금까지 복용했던 한방처방과 그 효과가 참고가 되지만, 그것에 집착하여 그 처방을 선택지에서 아주 빼버려서는 안 된다.

● 현대 한방   효과가 없을 때의 철칙 **7**

구어혈제로 한번 흔들자, 그 다음 처방이 보다 유효해 질 것

여러 가지 처방을 시도해 봤지만 효과가 없을 때가 있다. 그럴 때 사용할 수 있는 한 가지 방법이 구어혈제(驅瘀血劑)를 투약해 보는 것이다. 그러고 나서 첫 처방으로 돌아가면 처음에는 효과가 없던 것이 유효해 지기도 한다. 오래된 피[古血] 정체[瘀血]의 전형적 소견인 제협(臍脇)의 압통이 없어도 괜찮다. 어쨌든 몸을 움직여 보기 위해서 어혈을 치료하는 약인 구어혈제를 투약하는 것이다. 실증용 구어혈제는 도핵승기탕(桃核承氣湯), 대황목단피탕(大黃牧丹皮湯), 계지복령환(桂枝茯苓丸), 통도산(通導散) 등이다.

포인트 POINT

증상, 호소의 종류에 상관없이 우선 구어혈제를 1~2주간 투여하는 방법도 유효하다고 알려져 있다. 그 후에 증상에 맞는 처방을 투약하는 것이다. 일단 실증이면, 대시호탕(大柴胡湯)+계지복령환(桂枝茯苓丸), 허증이면 소시호탕(小柴胡湯)+당귀작약산(當歸芍藥散)이라는 조합도 사용해 볼 수 있다. 구어혈제는 사실 다양한 작용이 있다. 대황(大黃)에도 구어혈 효과가 있다. 곧, 한방처방으로 변비를 치료하는 것도 이와 같은 의도일지도 모른다.

코멘트 COMMENT

실증용 구어혈제에는 대황, 목단피(牧丹皮), 홍화(紅花), 도인(桃仁) 등의 약재가 함유되어 있다. 허증용 구어혈제 중에서는 당귀작약산이 유명하며 가장 중요하다. 그 외에 온경탕(溫經湯), 당귀사역가오수유생강탕(當歸四逆加吳茱萸生薑湯) 등이 있다. 가미소요산(加味逍遙散)이나 당귀건중탕(當歸建中湯)을 구어혈제로 생각하는 경우도 있다. 당귀를 함유하고 있지만, 지황(地黃)은 함유하지 않은 것이 허증용 구어혈제라고 생각하면 쉽게 기억할 수 있다.

● 현대 한방 효과가 없을 때의 철칙 **8**

당연한 일이지만 병은 기에서 시작, 기분을 변화시켜 보자 [移精變氣]

마음가짐에 따라서 병이나 증상이 개선될 수 있다는 것으로 당연한 일이라면 당연한 일. 많은 분들이 이런 경험이 있을 것이다. 양약과 한약에만 의존하는 것이 아니라, 양약과 한약은 한 가지 수단일 뿐이라고 생각하는, 마음가짐도 중요하다고 생각해야 한다. 환자분을 격려하는 것도, 동정하는 것도, 어떤 때는 혼내는 것도 중요한 치료 수단 중 하나가 된다. 외래 진료에서 꼭, 여러분의 입장에 맞게 사용해 봐야 한다.

포인트 POINT

일본 왕후 난산 이야기로 쇼와 덴노 왕후의 3번째 출산 때, 난산 상황이 발생했다. 다구치 겐지로 선생이 불려갔다. 선생은 왕후에게 "출산은 아직인가, 가능하면 딸을 하나 더 가지고 싶구나!"라고 큰 목소리로 이야기하듯이 말을 전했다고 한다. 왕후가 딸만 계속 나아 걱정하고 있었기 때문에, 마음을 편하게 해주려는 배려였다. 이 한마디로 무사히 출산을 마쳤다고 한다.

코멘트 COMMENT

환자가 때때로 "선생님, 이제 죽고 싶어요."라고 말한다. 그럴 때 나는 "자! 죽으시겠습니까?"라고 대답한다. 애정을 담아 말한다. 환자분은 놀란다. 그 후 "죽기 전까지 힘냅시다. 한방처방으로 응원할게요."라고 덧붙여 준다. 무례하게 생각할 수도 있는 말이지만, 환자분은 웃는 얼굴로 "그럼! 죽기 전까지 힘낼게요, 선생님 부탁합니다."라고 말하고 진찰은 끝이 난다. 이렇게 나는 즐겁게 편안한 마음으로 외래를 진행해 가고 있다.

제 **9** 장

한층 더 위한

나아가기
공부 힌트

HINT

한방 명의도 처방할 때 진단을 통해 처방을 변경하면서 환자를 치료한다. 그것들 과거의 기록을 보면, 잘 알 수 있다. '어떤 카드를 낼지' 이것은 경험이라는 지혜를 통해 선택해 가는 것이다. 한의약은 평생 공부다. 처음에는 한방처방의 여신님이 오신 건지, 많은 유효례를 경험한다. 하지만 그 후 무효증례도 경험하게 된다. 그럴 때 꼭 과거의 지혜도 공부해야 한다. 한의약은 아날로그적이므로 환자분이 상태가 나쁘다고 한다면 그것은 병이 된다. 명확한 디지털에서의 병 이전 단계인 미병에서 개입할 수 있는 것도 한방처방의 매력 중 하나다.

● 현대 한방 한층 더 나아가기 위한 공부 힌트 **1**

한의약의 아날로그적 감각에 익숙해질 것, 현대의학은 특히 디지털화되어 있음

현대 서양의학은 150년간 대단한 진보를 이루어 왔다. 검사나 진단 장비의 진보도 대단하다. 이러한 장비들은 디지털적으로 결과를 낸다. 가이드라인도 가능한 디지털적인 판단으로 대처할 수 있도록 되어 있다. 그것이 의료를 표준화하고 누구라도 평균 이상의 의료를 제공할 수 있도록 하는 방법이기 때문이다. 반면에 한의약은 과거의 지혜로 아날로그다. 약재 중량(重量)이 유일한 디지털적인 면일 뿐, 시계도 온도계도 없다. 그러한 아날로그적 감각에 익숙해지는 것이 중요하다.

예외 例外

현대 서양의학에서도 정신과나 심료내과(心療內科; 역자 주—심신의학적으로 심신상관의 입장에서, 내과적 질환을 취급하는 것을 전문으로 하는 진료 부문) 영역은 아직 아날로그적이라고 생각한다. 아날로그적인 것은 처음엔 불편할 수 있지만, 익숙해지면 편하다. 수치화되어 있지 않기 때문에 디지털 만능의 세계에서 자란 우리들에게는 조금 이질감이 들뿐이다. 아날로그적으로 진단하고, 아날로그적으로 처방하는 것을 즐겨보자. 서양의학의 보완의료인 '현대 한방'이니까.

코멘트 COMMENT

디지털 감각에서는 어느 경계를 넘어서면 병, 경계 이내에 있으면 정상이라고 판단한다. 병을 의심할 수 있는 또 다른 영역을 설정할 수도 있지만, 일단 정상 범위에 있으면 정상으로 생각할 수 있다. 그런데, 정상 범위에 들어있다고 해서 정말 모두 정상일까? 한의약은 아날로그적이므로 그런 걱정을 할 필요가 없다. 환자분이 상태가 나쁘다고 한다면 그것은 병이 된다. 명확한 디지털에서의 병 이전 단계[未病]에서 개입할 수 있는 것도 한방처방의 매력 중 하나다.

● 현대 한방 한층 더 나아가기 위한 공부 힌트 **2**

한의약은 콘센서스 가이드라인의 집적과 뛰어난 지혜의 결정체

의료 가이드라인 중에는 콘센서스(consensus; 역자 주−의견 일치, 합의) 가이드라인과 근거 (evidence)에 기초한 가이드라인(EBM 가이드라인)이 있다. 한방처방은 과거 경험에 기초한 지혜의 집적이므로 콘센서스 가이드라인(Consensus guideline)이다. 콘센서스 가이드라인이란, 대가의 의견을 모은 것이다. 경험에 기초한 한방처방에서는 이것이 근거다. 물론 대부분의 경우 그것이 맞지만, 드물게 틀린 내용도 있을 수도 있다.

포인트 POINT

내가 '연수의'였던 시절, 유방암 치료는 어떤 작은 유방암일지라도 유선 전부를 절제, 대흉근도 절제해야 하는 것으로 배웠다. 그것이 외과 대가들의 의견이었고, 치료 성적도 나쁘지 않았기 때문이다. 학회에서 대흉근을 남기는 수술 사례를 발표하면, 그 선생들에게 "암을 남겨놓을 수 있는 수술"이라며 매도당하기도 했다. 하지만 무작위 배정 시험을 실시해보니, 유방을 남겨두는 수술 성적과 이전 수술 성적에 차이가 없었다.

코멘트 COMMENT

그럼 한의약에 EBM 가이드라인이 꼭 필요할까? 나는 그렇지 않다고 생각한다. 적어도 건강보험 적용이 되고 있는 한방 엑기스제의 경우, 중대한 부작용이 드물고, 비용도 싸다. 서양의학적인 치료로는 호전되지 않는 환자에게 보완의료로서 한방처방을 사용하기 위해서라면, 콘센서스 가이드라인 수준이면 충분하다. 다소 틀린 것은 있을 지도 모른다는 것을 인식하고, 사용한다면 그걸로 충분하다고 생각한다.

● 현대 한방 한층 더 나아가기 위한 공부 힌트 3

콘센서스 가이드라인에는 오류도 있다

EBM의 대단함은 아무리 젊은 선생이라 할지라도 대가의 의견에 도전할 수 있다는 것이다. 디지털적으로 근거가 나오기 때문에 대가도 대항할 수가 없다. 하지만 아날로그 세계인 콘센서스 가이드라인의 경우는 조금 다르다. 그렇기 때문에 다수의 의견이 병립하게 되며 모순되게 보이기도 한다. 한의약의 세계에서는 특별히 빗나간 내용이 아니라면 무엇이라도 괜찮다고 생각한다. 그런 아날로그-감을 이해하면서 좋은 것을 취하는 것이 고수가 되는 지름길이다.

포인트 POINT

한의약의 세계를 처음부터 모두 이해하려고 생각하면 앞으로 나아갈 수 없다. 가능하면 간(幹)을 만들어야 하는데, 곧 선생님 한 분의 사고방식을 공부하고, 그것을 기반으로 넓게 다른 선생님들의 의견을 참고해 가는 것이 가장 쉬운 방법이다. 그리고 자기 자신 속에서 명확한 이론이나 사고방식이 생기면, 그것을 정중하게 받아들이면 된다. 먼저 간(幹)을 만들어 보자. 곧 자기 자신 나름의 처방 선택에 유의하도록 자신의 한의약 월드를 만들어 가는 것이 가장 중요하다.

코멘트 COMMENT

디지털-감으로 가득한 현대 서양의학적인 사고방식 세계를 가지고 일하면 한의약의 아날로그-감을 받아들일 수가 없다. '현대 한방'의 입장은 서양의학의 보완의료이므로, 서양의학적인 치료가 우선이다. 디지털 기법으로 잘 치료되지 않을 때, 아날로그의 지혜를 빌리는 것은 나쁘지 않다.

● 현대 한방 한층 더 나아가기 위한 공부 힌트 **4**

처음에는 백지 상태로, 스텝-업은 비판적으로

한방처방을 사용하기 시작할 때는 서양의학적인 비판 정신은 옆에 미뤄두고 사용하자. 환자와 함께 '플로차트 한방약 치료'를 통해 적절한 한방처방을 탐색해 가는 대응이 최선이다. '이런 약이 효과가 있을 리가, 또는 효과가 있을 수가 없다'와 같은 부정적인 사고방식은 지우고, 우선 사용해 보는 것이다. 비판적 정신은 뱃속에 넣어두자. 하지만 어느 정도 한방처방의 효과를 경험하게 되면, 또는 한방처방은 나쁘지 않다는 것을 납득한 후에는 비판적으로 한의약을 보는 것도 중요하다고 생각한다.

포인트 POINT

한의약은 증례보고의 집대성이다. 그럼 증례보고는 절대적으로 맞는 것일까? 그것을 쓴 사람을 믿는 수밖에 없다. 하지만 모두 지어낸 이야기일지도 모른다. 또한 처방을 A, B, C, D, E로 변경하다가 E가 효과 있을 때, 처음부터 E를 처방했다고 적은 사람도 있을 지도 모른다. 어쨌든 '환자를 진료할 때 도움이 될 정보는 어디에 있지?'라고 생각하면서, 증례보고를 읽어간다면 된다. 그것이 실제 환자에게 듣는 경우도 효과가 없는 경우도 있다.

코멘트 COMMENT

그렇기 때문에 자기 자신에게 처방하여 유효성을 체감해 보는 것이 필요하다. 선인의 지혜를 살리는 것도 죽이는 것도 현실의 환자분에게 응용하는 것이 이득인지 아닌지를 판단해야 한다. 많은 환자분을 자기 자신이 진료하고, 효과가 없는 환자분에게 수고스럽지만, 적절한 한방처방을 찾아가는 것이 의미가 있는 것이다. 그 과정에 과거의 증례보고나 지혜, 복진이나 설진, 맥진 등이 도움이 된다면, 꼭 이용해야 한다. 환자분을 낫게 할 수 있으니까.

● 현대 한방 한층 더 나아가기 위한 공부 힌트 5

한방처방은 에도 시대 수명 연장에는 그다지 역할을 하지 못했나?

이 의견에 반 정도는 찬성, 반 정도는 반대다. 우선, 18세기까지는 동양, 서양을 불문하고 의료가 미숙하여 감염증 창궐이 이어졌고, 공중위생이라는 사고방식도 없었다. 게다가 백신도 없었기 때문에 사람들은 이른 죽음을 어느 정도 받아들였던 것으로 생각한다. 1861년 루이 파스퇴르가 막아두었던 플라스크에서 고기는 썩지 않는다는 것을 발견하여, 서양의학의 질환 발생 개념이었던 자연발생설이 전부가 아님을 알게 되었다. 200년 전까지는 서양의학도 미숙했다고 생각한다.

예외 例外

한방처방이 에도 시대 사람들의 건강관리에 절대적인 위력을 발휘했다면, 메이지 시대 초기에 약 2만 명 정도의 한방의가 있었는데, 그 한방의사 전체가 서양의학을 배우려고 하지 않았을 것이다. 근대 서양의학을 받아들이고, 최근 150년 간 진보하여 우리들의 평균 수명은 30세 전후에서 80세 전후가 된 것이다. 한방처방이 전적으로 유효했다면, 에도 시대에 특별한 진보를 했다면, 에도 시대의 평균 수명이 조금이라도 늘어나지 않았을까?

코멘트 COMMENT

하지만, 당시 한방처방은 고가였기 때문에, 일본인 전원이 그 혜택을 받지 못했다. 일부 부자들만이 대단한 한방처방의 혜택을 보았던 것으로 생각된다. 그렇다면, 돈에 대해선 궁하지 않았던 쇼군가는 어땠을까? 20세까지 살아 성인이 되면, 에도 시대의 경우, 서민도 쇼군도 50세 이상까지 꽤 살았다고 한다. 문제는 아이들의 사망률이었다. 도쿠가와 이에나리(1773~1841; 에도 시대의 쇼군) 57명의 자녀 중 32명이 5세가 되기 전에 사망, 도쿠가와 이에요시(1793~1853) 29명의 자녀는 4명만이 성인이 되었다고 알려져 있다. (도쿠가와 쇼군가 15대 차트에서)

● 현대 한방　한층 더 나아가기 위한 공부 힌트 6

타율을 올리고 싶다면, 트래디셔널 한방을 공부하자

한방 명의도 처방할 때 진단을 통해 처방을 변경하면서 환자를 치료한다. 그것들 과거의 기록을 보면, 잘 알 수 있다. 플로차트적인 사고방식(정석)은 당연히 가지고 있던 것이다. '어떤 카드를 낼지' 이것은 경험이라는 지혜를 통해 선택해 가는 것이다. 한의약은 평생 공부다. 처음에는 한방처방의 여신님이 오신 건지, 많은 유효례를 경험한다. 하지만 그 후 무효증례도 경험하게 된다. 그럴 때 꼭 과거의 지혜도 공부해야 한다.

포인트 POINT

고전에 "○○을 주(主)한다(맡다)."라고 되어 있으면 거의 이것을 처방하면 된다는 의미다. "○○에 의(宜)하다(좋다)."라고 되어 있으면, 그것이 퍼스트 초이스(first choice)라는 것이다. "○○를 여(與)한다."라고 되어 있으면, 그것을 처방하고 경과를 본다는 의미다. "주(主)한다."를 "절대적으로 이것이다."라고 설명하는 책도 있지만, 그것은 위험한 설명이다. 절대적이라고 하면, 한 가지 예외라도 나올 경우, 이론이 엎어지게 된다. 그것이 과학이다. "거의 그것으로 처방하면 된다."라는 의미로 생각하는 것이 좋을 것 같다.

코멘트 COMMENT

한방처방 사용 방법을 이해하는 방법 중 하나는 그것을 잘 사용하는 선생님에게 직접 듣는 것이다. 하지만 좀처럼 직접적으로 의견을 들을 기회가 생기질 않는다. 그렇기 때문에 고금의 서적을 참고하게 되는 것이다. 자기 자신이 사용하기 편한 처방을 역시 쉽게 사용하게 된다. 당연한 것이지만, 실제 환자분에게 사용해 보고 그를 통해 얻는 피드백(feed back)이 최고의 재산이다.

● 현대 한방 한층 더 나아가기 위한 공부 힌트 **7**

고전을 읽자, 최신작부터 과거작순으로

고전을 읽는 것은 어느 정도 의미에서 즐거운 일이다. 처음부터 1800년 전 《상한론(傷寒論)》 전부를 읽는 것이 아니라, 우선은 오츠카(大塚) 선생의 저작물, 그리고 나서는 아사다 소하쿠(淺田宗伯) 선생의 《물오약실방함구결(勿誤藥室方函口訣)》, 오다이 요도(尾台榕堂) 선생의 《유취방광의(類聚方廣義)》를 읽고, 이후 《상한론》과 《금궤요략(金匱要略)》을 읽는 것이 좋다. 나는 책을 가볍게 훌훌 보는 것도 좋아한다. 책이 얇아도 두꺼워도 다 괜찮다. 《본초강목(本草綱目)》 같은 책은 수십 권짜리 책이다. 《상한론》은 상당히 얇다. 목차만 봐도 괜찮다. 우선은 페이지를 넘기는 것이 중요하다.

예외 例外

지금의 병과 과거의 병은 다르다. 인간의 생활도 평균 수명도 현대와 100년 전은 상당히 다르다. 식탁도 다르다. 약재도 다를 가능성이 있다. 모든 것이 맞을 것이라고 생각하며 읽지 말고, 도움이 될 만한 것도 있을 것이라고 생각하며 읽어야 한다. 모두 읽는 것은 힘들기 때문에 목차만 쭉 읽어봐도 괜찮다. 자기 자신이 좋아하는 읽기 방식으로 조금씩 읽어 나가는 것이 질리지 않는 비결이라고 생각한다.

코멘트 COMMENT

해설서에 현대 서양의학적인 병명이 적혀 있을 때는 '○○할 때'라고 바꿔 해석하면 된다. 하지만, 진단 기술이 지금과 다른 시대의 지혜에 지금의 병을 그대로 맞추는 것은 무모한 일이다. 모두 이해하려고 하지 말고, 현대 의료에서의 처방 선택에 유용한 지혜의 방편이라고 이해하고 응용하자. 과거의 지혜란 이유로 무조건 존경해야 할 필요는 없다고 생각한다. 도움이 되는 것이 지금도 과거에도 존경 받는 것이다.

● 현대 한방 한층 더 나아가기 위한 공부 힌트 **8**

고전을 읽자, 그럼 고전은 절대적인가? 과거 지혜의 좋은 점을 취해가자

한방의 바이블은 《상한론(傷寒論)》이다. 넓은 의미에서의 《상한론》은 급성기 질환을 다루고 좁은 의미의 《상한론》과 만성 질환을 다루는 《금궤요략》으로 구성된다. 약 1800년 전에 이루어진 작업이다. 《상한론》을 특별히 중요하다고 생각하는 분들도 있지만, 《상한론》을 그다지 중요하다고 생각하지 않는 분들도 있다. 현대 한방의 입장은 좋은 점을 취하자는 것이다. 임상에서 곤란한 상황에 놓였을 때, 도움이 된다면 그것이 무엇이라도 사용하자는 것이다.

예외 例外

학회에서 《상한론》에 쓰여 있는데, 왜 그렇게 하지 않았느냐고 꾸짖는 한방 의사들도 있다. 《상한론》은 검도로 치면 형(역자 주-검도형; 검도에서 가장 기본이 되는 몇 가지 기술)이 쓰여 있는 책으로, 유연하게 사용해야 한다. 《상한론》에 나온 대로 한다면, 소시호탕(小柴胡湯)은 재전(再煎)해야만 한다. 한번 달인 후, 떴은 거품을 잡아내고 다시 달여야 한다고 적혀 있다. 전탕약으로 처방하는 의사들 중에도, 재전을 하는 사람은 거의 없을 것이다. 대시호탕(大柴胡湯), 시호계지건강탕(柴胡桂枝乾薑湯) 등에도 재전하라고 적혀 있다.

코멘트 COMMENT

1800년 전 약재 대부분은 식물이었다. 이 식물이 지금 현재 1800년 전과 같다고 생각하는 것에도 문제가 있다. 대용품을 찾던 중에 대용품이 본 제품이 되어 버리고, 그 후 과거의 그 이름 식물과는 다른 것이 되는 등, 긴 역사 속에서 여러 번 변화가 일어났을 것이기 때문이다. 하지만 지속적으로 한방처방을 사용하고, 그 변화를 이해하면 유효하게 사용할 수 있다. 갑자기 1800년 전의 지혜를 찾아내어 이용해서는 안 된다. 서서히 변화하여 현재의 모습을 갖춰온 것이 바로 한의약의 역사다.

● 현대 한방　한층 더 나아가기 위한 공부 힌트 ❾

적어도 자신만의 한방 월드상의 정합성은 유지하기 위해 노력하자

한의약은 아날로그 지혜다. 경험지 축적이다. 과학적이고 디지털적이며, 핀 포인트(pin point), 논리적인 현대 서양의학은 하나의 이론을 토대로 집약되어 있다. 하지만 한의약에는 여러 가지 이론이 병존한다. 어느 정도 틀린 것이 아니라면, 배제시킬 순 없다. 적어도 자신만의 한방 월드상에서는 정합성을 맞출 수 있도록 노력해야 한다. 그것이 자기 자신에게 공부가 되며, 처방 선택의 지혜로 이어질 것이다.

포인트 POINT

전국에서 많은 강연회를 하며, 책을 쓰기 시작하면서 제가 이야기 중의 모순에 때때로 신경 쓰일 때가 있다. 그런 경험은 중요하다. 나는 과학자로서 적어도 저 자신만의 한방 월드에 정합성이 없는 것을 납득할 수가 없다. 마쓰다 구니오(松田邦夫) 선생의 강연과 외래를 토대로 그 세계에서 일탈하지 않고, 나 자신이 생각하는 것은 그 속에서 모순되지 않도록 신경 쓰고 있다. 그런 주의를 기울이더라도, 또 새롭게 발견되는 모순으로 신경 쓰게 된다.

코멘트 COMMENT

한의약은 종교와 비슷하다고도 이야기한다. 요즘 '사람을 죽여도 좋다'는 종교는 퇴출되고 있지만, 이런저런 문제만 없다면, 다양한 종교가 전 세계에 병존하고 있다. 한의약의 세계도 비슷하다고 생각한다. 그런 세계에서 정합성을 유지하기 위해서는 우선 자신이 알기 쉬운 한의약적인 사고방식과 해설을 받아들이고, 더욱 좋은 것이 있으면 교체하는 방식의 입장을 취하는 것이 좋다고 생각한다. 아무쪼록 모든 것을 이해해야 한다고는 생각하지는 않기를….

● 현대 한방 한층 더 나아가기 위한 공부 힌트 10

자기 자신의 한방 월드를 구축하자, 우선 최소 15처방부터

한방처방은 수천가지 종류다. 그것들을 모두 망라하여 공부하려고 생각하면, 어찌할 바를 몰라 공부 의욕이 솟질 않는다. 서양의학의 보완의료로서 보험 적용 한방 엑기스제를 사용하여 대처하는 '현대 한방'의 입장에서는 당연히 보험 적용 엑기스제 정도만 기억해 두어도 된다. 그 범위에서 자기 자신의 한방 월드를 만들어가도 된다.

포인트 POINT

보험 적용 한방 엑기스제는 약 150종이다. 주식회사 쯔무라의 보험 적용 한방 엑기스제는 128종이다. 그것을 모두 상세하게 이해할 필요는 없다. 플로차트에 나오는 처방을 사용할 수 있다면 되며, 한방처방에 대한 깊이 있는 지식을 만들기 위해서는 중요한 15처방 전후를 우선 제대로 이해해 두면 좋을 것 같다. 폭 넓게 한방처방을 이해하기 위해서 최소한 15처방은 알아두어야 한다.

코멘트 COMMENT

마황제(麻黃劑) 중 마황탕(麻黃湯), 기본 처방으로 계지탕(桂枝湯), 시호제 중 소시호탕(小柴胡湯), 인삼제 중 육군자탕(六君子湯), 삼기제 중 보중익기탕(補中益氣湯), 혈허에 사용하는 사물탕(四物湯), 구어혈제 중 계지복령환(桂枝茯苓丸)과 당귀작약산(當歸芍藥散), 기울에도 유효한 가미소요산(加味逍遙散), 수독에 사용하는 오령산(五苓散), 부자제인 진무탕(眞武湯), 사심탕(瀉心湯; 黃連+黃芩) 제제 중 황련해독탕(黃連解毒湯), 보신제(補腎劑) 중 팔미지황환(八味地黃丸), 대황제 중 대황감초탕(大黃甘草湯), 그리고 작약감초탕(芍藥甘草湯)까지 총 15가지 정도를 공부해 두면 좋을 것 같다.

제9장 한층 더 나아가기 위한 공부 힌트

● 현대 한방 한층 더 나아가기 위한 공부 힌트 **11**

그 사람, 그 사고방식은 진짜일까?
아날로그 세계에서도 정합성은 중요!

한의약의 세계는 아날로그다. 그렇기 때문에 다양한 이론이 병립한다. 중요한 점은 적어도 자신 만의 한방 월드에서는 정합성을 유지해야 한다는 것이다. 자신의 한방 월드가 깨져 있는 사람을 나는 진짜라고 생각하지 않는다. 몇 가지 과거의 지혜를 알고 있는 상태로, 한방약을 사용하는 횟수가 늘어나면, 어쨌든 가짜가 드러나게 된다. 디지털 세계인 현대 서양의학을 주로 하고 있는 사람들 중에 '한방팬'이 늘어나기 위해서는 이런 위물감(僞物感)을 추방시키는 것이 중요하다.

포인트 POINT

내 경험 중 의문을 가졌던 이야기다. 《상한론 (傷寒論)》은 절대적이며 바이블이라고 이야기하며 《상한론》을 암기하는 선생님이 있었다. 그런데 시호가용골모려탕(柴胡加龍骨牡蠣湯)을 처방할 때 오리지널에 나오는 것처럼 연단(鉛丹)을 넣는 것 아니겠는가? 연단은 중금속 중독을 일으킬 가능성이 있으므로 요즈음은 당연히 넣지 않는다. 또한 기혈수(氣血水)의 과부족(過不足)으로 모든 것이 설명된다고 이야기 하면서도, 왜 기병증이 기역(氣逆), 기울(氣鬱), 기허(氣虛) 3가지인지를 이해시키지 못하기도 했다. 그리고 어혈(瘀血)은 혈허의 반대가 아니라는데, 그것도 왜인지 설명이 없었다.

코멘트 COMMENT

"고령자의 90%에 처방 A를 사용한다."고 말하고, 다른 때에는 "고령자의 90%에 처방 B를 사용한다."라고 이야기하면 정합성이 없는 것이다. 나도 강연에서 나 자신이 이야기한 것이 나 자신의 한방 월드 정합성에 맞지 않다고 느낀 적이 있다. 그리고 수정하였다. 그런 점을 참가자로부터 지적받으면 공부가 된다. 앞으로도 가능한 정합성을 맞추도록 노력해야겠다.

● 현대 한방 한층 더 나아가기 위한 공부 힌트 **12**

학생이 아무리 한방처방을 공부해도 잘 쓸 수는 없다?

오츠카(大塚) 선생은 "고전을 읽자. 이후에는 환자가 가르쳐 준다. 고인들은 거짓말을 한다. 내가 이야기한 것도, 그대로 신용해선 안 된다. 자기 자신이 해보고, 납득되면 진짜로 생각하자"라고 했다. 고전을 읽자는 것은 공부하자는 것이다. 자기 자신이 납득하면 사용해 보자는 의미다. 실제 임상에서 사용할 기회가 없는 학생들은 한의약의 단점과 장점을 제대로 이해하는 정도만 해도 좋다. 곧, 실제로 사용해 보지 않으면 고수가 되기는 어렵다고 생각한다.

포인트 POINT

하지만 한의약이라는 존재를 인식하기 위해서 한의약 수업은 필요하다. 하지만 그 수업에서 가상 병리 개념을 나열하고, 그것을 실제 임상에서 체감할 기회가 없다보니, 흥미를 느끼지 못하고, 이해하지 못하게 되는 것은 아닐까 생각한다. 서양의학에는 한계가 있고, 한의약이라는 보완의료가 현대 임상에서도 도움이 된다는 것을 알게 되는 것, 그리고 한의약을 싫어하지 않게끔 교육해 주는 것이 학생에게는 가장 중요하다고 생각한다.

코멘트 COMMENT

한의약의 유효성을 이해하려면, 역시 실제 임상에서 곤란함을 겪는 의사 입장이 되어 봐야 한다. 그렇기 때문에 임상의들은 학생 때는 불가능했던 것, 곧 실제 한방처방 사용 경험을 해봐야 한다. 서양의학으로 만족하지 못하는 환자에게 한방처방을 사용하고, 그 유효 증례나 무효 증례를 경험하는 것이 무엇보다 고수가 되는 지름길이다. 처방 선택 방법 중 하나로 한방이론을 활용하는 것이 한의약을 이해하는 가장 쉬운 방법일 것이다.

● 현대 한방 한층 더 나아가기 위한 공부 힌트 **13**

그런데 종교 같다는 건 뭐죠?

한방은 아날로그적 사고가 만연하며, 현대의 디지털적 감각과는 멀어, 극단적으로 말하면 종교적이라고 나는 강연회에서 이야기한다. 하지만 여기서 말하는 '종교적'이라는 것은 극단적으로 시대에 맞지 않는 것은 논외로 하고, 각각의 이론들이 문제만 없다면 병렬적으로 존재할 수 있다는 것을 이야기하기 위한 예다. 한의약은 아날로그적 사고방식이지만, 환자를 치료하기 위한 치료 경험칙(Consensus guideline)의 집대성이다. 그것을 놓치지 않는 것이 중요하다.

포인트 POINT

각 분야의 대가가 되면, 마치 종교처럼 행동하는 사람도 적지 않다. 한방의 대가가 되면 괴상한 종교의 교주처럼 "나를 믿으면 모든 것이 잘 될 것이다. 치료되지 않는 것은 환자가 나쁜 것"이라고 이야기하기도 한다. 그건 말도 안 되는 것이다. 환자를 치료하기 위해서 한의약이 있는 것이고, 치료되지 않는다면 의사 자신의 힘이 미숙하다고 생각해야 한다. 오츠카 선생은 "그런 사람은 만나지도 말라"고 했다.

코멘트 COMMENT

평소 한의약을 배우는 것은 중요하지만, 스승을 맹신해서는 안 된다고 말한다. 오츠카 선생도 "고인은 거짓말을 한다, 내가 한 말이라도 다 믿지는 말라"고 말했다. 결코 나 자신은 종교의 대가가 되어선 안 된다고 생각한다. 한방은 콘센서스 가이드라인의 집대성이다. 틀린 것도 있다. 자기 자신에게 확실하게 느껴질수록 실용적인 콘센서스 가이드라인이다.

MEMO 현대 한방

제 10 장
한방이론을

클리어하게

漢方理論
사람에 따라 하는 방법도 다양하다. 복진 교과서를 비교해 봐도 다양하다. 그래도 유효하다. 그렇다면 우선 간단하게 이해해 보자. 간단하게 기억하고 임상 경험을 쌓으면서 사용 폭을 넓혀보자. 모든 한방이론을 이해하려고 하면 모순의 보고라는 생각이 든다. 어디까지나 처방 선택에 유리한, 그리고 자기 자신이 이해하기 쉬운 것을 이용하면 된다. 한방이론 관련 내용은 거의 음양허실로 이야기될 정도로 음양도 많이 나온다. 음양은 기초대사라고 생각하자. 아이를 안으면 따뜻하고, 고령자 손을 잡으면 차갑게 느껴진다. 음증은 기초대사가 저하되어 몸이 차가워진 상태이므로, 여기에는 따뜻하게 하는 치료가 유효하다.

● 현대 한방　한방이론을 클리어하게 **1**

한방이론과 복진은 황당무계한 것인가!

한방이론과 한방적 복부진찰[腹診]에는 아날로그적 감각이 만연한다. 디지털 감각에 익숙한 우리 입장에서 보면, 황당무계하게 보일 때도 있다. 그 근거가 디지털적으로 확인되지 않기 때문이다. 중요한 것은 "이러한 지식들이 처방 선택에 도움이 되느냐?"다. 처방 선택에 힌트가 된다면 복진은 가능한 하는 편이 좋고, 한방이론도 알아두는 편이 좋다. 곧 자기 자신이 "이건 필요해"라고 체감하는 것이 가장 중요다.

포인트 POINT

황당무계하다고 생각해 그냥 덮어 버릴 것이 아니라, 우선은 백지 같은 마음으로 복진과 한방이론을 써본다. 처방 선택의 지혜라고 이해하면 된다. 그리고 실제로 복진이나 한방이론의 도움이 됨을 경험하면 황당무계하다고는 생각되지 않을 것이다. 오히려 과거의 지혜도 꽤 괜찮다고 생각하게 될 것이다. 의심하기 전에 꼭! 우선 복진과 한방이론을 사용해 보자. 직접 체험이 무엇보다 중요하다. 사용해 봐야 이해할 수 있다.

코멘트 COMMENT

처방 선택에 도움이 되지 않는 복진과 한방이론이라면, 무의미하다고 생각한다. 한방이론은 아날로그적이기 때문에 세상 속에서 존재하는 모든 한방이론을 이해하려고 하면 '모순의 보고'라는 생각이 든다. 어디까지나 처방 선택에 유리한, 그리고 자기 자신이 이해하기 쉬운 것을 이용하면 된다. 우선은 환자를 치료하기 위한 방편이라고 이해하자. 황당무계하다고 마냥 덮어두어선 안 된다.

● 현대 한방 한방이론을 클리어하게 **2**

실증과 허증을 가능한 간단하게, 근육량과 소화 기능에 비례한다

실증(實證)과 허증(虛證)은 한의약에서 가장 많이 나오는 단어다. 이 단어에도 거부반응이 생긴다면, 실증은 튼튼한 타입, 허증은 약한 타입이라고 말을 바꿔 보자. 그러면 거의 문맥에 맞고, 이해하기 쉬울 것이다. '현대 한방'은 실증은 마황(麻黃)을 복용할 수 있는 경우, 허증은 마황을 복용할 수 없는 경우로, 딱 잘라 보고 있다. 소화 기능이 체격에 거의 비례하기 때문이다.

예외 例外

한의약의 세계에서 실증, 허증의 통일된 정의를 찾기는 참 어렵다. 디지털이 아닌 아날로그 세계이기 때문이다. 오류가 꽤 큰 이론은 퇴장시키겠지만, 그 외에는 무엇이든 병존하고 있다. 한쪽이 다른 쪽의 이론을 틀렸다며 논파하는 일도 불가능하고, 자기 자신이 다른 사람보다 바르다는 결론을 내는 것도 쉽지 않기 때문이다. 따라서 이해하기 쉬운 이론으로 입문하였다가, 보다 명확하게 다가오는 이론이 있다면, 순차적으로 받아들이면 된다.

코멘트 COMMENT

나는 가상 병리 개념에서 다시 가상 병리 개념을 도출하고, 가상의 단어로 논의해 나가는 일에는 좀처럼 흥미가 생기질 않는다. 과학의 세계에서 빠져나갈 수 없는 나 자신 때문이겠다. 그럴 때, 가능한 가상의 개념을 배제하고 이론 구축을 하는 것이 좋다. 따라서 마황을 복용할 수 있는 사람을 실증, 복용할 수 없는 사람을 허증이라고 제 기준대로 이해하고 있는 것이다. 그것이 처방 선택에도 유리하다고 생각하니까.

● 현대 한방 한방이론을 클리어하게 **3**

실증과 허증의 임상 응용, 상대적인 것, 실증은 참을 수 있다

실증(實證)을 다른 말로 바꾸면 '참을 수 있다'이다. 마황을 복용할 수 있고, 소화 기능이 좋은 상태를 암시하는 말이기도 하다. 공복도 참을 수가 있다. 한 끼 걸러도 괜찮다. 급하게 식사해도 괜찮다. 변비여도 불쾌하지 않다. 더위도 추위도 참을 수 있다. 뜨거운 목욕탕 물도 참을 수 있다. 허증(虛證)은 반대로 한 끼라고 빼먹으면 힘들고, 음식을 빨리 먹으면 힘들며, 변비여도 불쾌하다. 더위도 추위에도 약하고, 목욕탕 물은 미지근한 것이 좋다고 한다. 확실히 이해가 되는지?

포인트 POINT

실증과 허증은 고정되어 있는 것이 아니다. 시간, 몸 상태와 함께 변한다. 발열이 있으면 실증 경향으로 변한다. 땀을 흘리면 허증 경향을 보인다. 그래서 인플루엔자로 고열이 생기면, 평상시에는 허증이어서 마황탕(麻黃湯) 복용 후 위(胃)에 부담을 느끼던 사람이 반나절은 마황탕을 복용할 수 있게 되는 것이다. 감기로 땀을 흘린 후에는 허증 경향을 보이게 된다. 따라서 마황탕으로 발한시킨 후에는 계마각반탕(桂麻各半湯)으로 약력(藥力)을 떨어뜨려줘야 한다. 비슷하게 마황부자세신탕(麻黃附子細辛湯)으로 발한시킨 후에는 계지탕(桂枝湯)을 합방해줘야 한다.

코멘트 COMMENT

허실은 상대적이므로 너무 집착하지 않아야 한다. 처방 선택을 위한 이론이기 때문이다. 허증만 문제가 되는 것이 아니다. 실증이 과도한 것도 문제가 된다. 과도한 실증, 이것을 사실(邪實)이라고 한다. 이때는 사(瀉)하는 치료를 하면 된다고 한다. '현대 한방'의 기본 입장은 기본적으로 실증은 허증보다 대처하기 쉽다는 것이다. 또한, 허증 경향이더라도 건강한 사람이 많이 있으므로 허증이 곧, 질병을 의미하는 것은 아니다. 체질이다.

● 현대 한방 한방이론을 클리어하게 **4**

실증은 항병력이 있어 증상이나 반응이 잘 나타난다

실증은 항병반응(抗病反應)이 왕성한 상태라고 생각한다. 허증보다 실증이 감기에 잘 걸리지 않는 것이 보통이다. 또한 만약 감기에 걸려도 실증인 사람은 언제 걸렸는지를 알고 있다. 반면 허증인 사람은 무언가 상태가 나쁜 날들이 이어지다 명실상부한 감기에 걸리는 스토리가 일반적이다. '현대 한방'에서는 허증보다 실증이 병에 잘 걸리지 않으며, 치료하기 쉽다고 간단히 이해하고 있다. 우선, 그렇게 이해하는 것이 쉽게 이해하는 방법이다.

예외 例外

허증이라도 건강한 사람들이 있다. 따라서 허증이 나쁜 것은 아니다. 체질을 상대적으로 그리고 딱 잘라 설명하면 실증인 쪽이 허증보다 병에 잘 걸리지 않고, 치료하기도 쉬울 뿐이다. 시호제(柴胡劑) 적용은 늑골궁하의 압통[胸脇苦滿]을 토대로 하지만, 이것도 항병반응(抗病反應)이라고 생각하면, 대시호탕(大柴胡湯)증은 흉협고만이 가장 명확하고, 소시호탕(小柴胡湯)증은 보통, 시호계지건강탕(柴胡桂枝乾薑湯)증은 약하게 나타난다고 설명할 수도 있다. 계지복령환(桂枝茯苓丸)증이 당귀작약산(當歸芍藥散)증에 비해 소복경만(小腹硬滿)이 명확한 것도 비슷한 맥락이다.

코멘트 COMMENT

내가 시행한 신형 인플루엔자 임상연구(2010년 일본내과학회 총회 프레젠테이션)에서, 보중익기탕(補中益氣湯)을 복용한 179명 중 1명, 복용하지 않은 179명 중 7명이 신형 인플루엔자에 감염되었다. 하지만 보중익기탕이 맛이 없다며 7일만 복용하고 복용하지 않은 사람들도 감염되지 않았다. 실증인 사람은 허증용 처방인 보중익기탕을 맛이 없다고 느낀다. 곧, 실증인 사람은 감염이 잘 되지 않았다고 이해할 수도 있겠다.

● 현대 한방　한방이론을 클리어하게 5

음양과 한열은 거의 비슷하며, 디지털적으로 이해할 수 없다

한방이론 관련 내용은 거의 음양허실(陰陽虛實)로 이야기될 정도로 음양(陰陽)도 많이 나온다. 음양은 '기초대사'라고 생각하자. 아이를 안으면 따뜻하고, 고령자 손을 잡으면 차갑게 느껴진다. 음증은 '기초대사'가 저하되어 몸이 차가워진 상태이므로, 여기에는 따뜻하게 하는 치료가 유효하다. 부자제(附子劑)를 적용한다. 팔미지황환(八味地黃丸), 우차신기환(牛車腎氣丸), 계지가출부탕(桂枝加朮附湯), 마황부자세신탕(麻黃附子細辛湯), 대방풍탕(大防風湯) 등에 부자가 들어 있다. 그러한 약이 냉증이나 고령인 환자에게 유효하다. 음양은 한열(寒熱)과 거의 비슷하다.

예외 例外

한열은 아날로그 세계의 개념이다. 디지털적으로 어느 정도 온도 이상이 열증, 어느 온도 이하가 한증이라고 정의해도 무의미하다. 실제로 우리가 39℃ 고열이더라도, 추워서 견딜 수 없었던 경험(한증)도 있다. 고열을 보이지만, 이불을 덮고 싶다고 느끼는 상태[眞寒假熱]도 있다. 곧 따뜻하게 하고 싶은 상태를 한증, 차갑게 하고 싶은 상태를 열증이라고 이해하면 쉽다.

코멘트 COMMENT

따뜻하게 하는 약재 대표는 부자와 건강(乾薑), 차갑게 하는 약재 대표는 석고(石膏)와 황련(黃連)이다. 따라서 부자나 건강을 함유한 한방처방을 복용하여 좋아지는 상태를 한증, 석고나 황련이 들어있는 한방처방을 통해 개선되는 상태를 열증이라고 이해하면, 가상 병리 개념을 최소한으로 사용하면서도 설명이 가능해진다. 추후 더 이해하기 좋은 개념이 나타날 때, 새로 받아들이면 된다. 우선은 처방 선택을 위한 한방이론만 받아들이자. 환자분을 치료하기 위한 한방이론 말이다.

● 현대 한방　한방이론을 클리어하게 **6**

육병위, 표리는 시간 경과라고 이해를…

육병위(六病位)는 '시간 경과'이다. 급성 발열성 질환에 대한 책인 《상한론(傷寒論)》의 목차는 급성기부터 만성기순으로 나열되어 있다. [태양병(太陽病), 양명병(陽明病), 소양병(少陽病), 태음병(太陰病), 소음병(少陰病), 궐음병(厥陰病)] 각각의 특징적인 병태가 기록되어 있는데, 지금의 관점에서 살펴보면, 다양한 원인에 의해 일어나는 급성 발열성 질환이 모두 같은 경과를 보인다. 또한 이것을 대담하게도 만성병에도 응용하고 있다. 그렇게 해도 좋은지를 이야기하기보다는, 처방 선택에 도움이 되니까 결과적으로는 그렇다고 생각해야 한다.

포인트 POINT

또한, 표리(表裏)라는 개념도 시간 경과와 동일하다. 병사(病邪)가 '표(表; 체표)'에서 '리(裏; 몸 속)'를 향해 진행한다고 생각한 것이다. 이것을 처방으로 연결하면, 표증(表證)은 마황제(麻黃劑)로 발한(發汗)시켜 병사를 퇴치하는 것이며, 이증(裏證)은 소화관의 증으로 토(吐)시키거나, 설사시켰던 것이다. '표'도 '리'도 아닌 상태는 반표반리(半表半裏)라고 부르며, 대개 소양병기(少陽病期)에 해당한다. 이럴 때에는 중화제(中和劑)인 시호(柴胡)를 함유한 한방처방으로 대처해 왔다.

코멘트 COMMENT

과거의 지혜이지만, 시간 경과를 이야기했던 것이다. 소양병과 양명병이 순서를 바꿔 이야기하는 책도 있다. 지금의 관점에서 생각해 보면, 쉽게 받아들일 수 없는 아날로그적 사고이지만, 처방 선택을 편하게 해주는 도구다. 소시호탕(小柴胡湯)은 삼금탕(三禁湯)이라는 별명으로도 불린다. 발한(發汗)시킬 수 없고, 구토도 사하도 시킬 수 없는 상태에 사용하는 처방이라는 의미다. 물론, 그런 소시호탕은 경과가 길어질 때 병용하는 처방으로 지금도 건재하다.

● 현대 한방　한방이론을 클리어하게 **7**

기허란 '기력이 부족'
인삼과 황기가 유효한 상태

아날로그 감각 만연의 한방이론이지만, 서양의학적으로 해결되지 않는 환자분들에게는 꽤 유효하다. 디지털의 한계에 아날로그로 대처하는 것이라고 이해하면 될 것이다. 기혈수(氣血水)는 참 도움이 되는 이론이다. 처방 선택에 유익하기 때문이다. 기력이 없는 사람에게 삼기제(蔘芪劑)나 인삼제(人蔘劑)가 유효한 상태를 기허(氣虛)라고 '현대 한방'에서는 정의한다. 약재로는 인삼(人蔘)과 황기(黃芪)를 함유한 한방약으로 좋아지는 상태라고 생각하면 이해가 쉬울 것이다.

포인트 POINT

인삼제인 육군자탕(六君子湯), 사군자탕(四君子湯)이 유효한 상태. 삼기제로는 십전대보탕(十全大補湯), 인삼양영탕(人蔘養榮湯), 대방풍탕(大防風湯), 가미귀비탕(加味歸脾湯), 귀비탕(歸脾湯), 청심연자음(淸心蓮子飮), 보중익기탕(補中益氣湯), 당귀탕(當歸湯), 청서익기탕(淸暑益氣湯), 반하백출천마탕(半夏白朮天麻湯)이 유효한 상태를 기허(氣虛)라고 볼 수 있다. 그리고 기력이 없는 상태. "군대라도 들어가면 나아질까?"라고 이야기될 듯한 상태다. 그런 입장에서 처방하면 자신이 생각하는 기허에 대한 스펙트럼과 유효 처방의 스펙트럼이 거의 일치할 것이다.

코멘트 COMMENT

인삼이 포함된 처방은 매우 많다. 소시호탕(小柴胡湯)도 인삼을 함유하고 있지만, 소시호탕이 유효한 상태를 기허로 다루면 문제가 된다. 한방처방은 포함된 각각의 약재를 통해 이해할 수도 있지만, 최종적으로는 약재의 총합인 한방처방 자체로 이해하는 것이 좋다. 약재는 처방을 이해하는 데 도움이 되기도 하므로, 약재를 통해 생각하는 것도 재밌긴 하다.

● 현대 한방 한방이론을 클리어하게 **8**

기역은 계피, 맥문동, 황련, 황금, 산치자, 복령 등이 유효한 상태

《내일부터 정말로 사용할 수 있는 한방약 7시간 속성 연습 입문 코스》에서는 기역(氣逆)을 "히스테리 같은 상태로 계지탕(桂枝湯)이나 영계출감탕(苓桂朮甘湯)이 유효한 상태"라고 정의했다. 이것은 전형적인 것을 말한 것으로, 실제로는 조금 더 범위를 넓히는 것이 좋다. 맥문동(麥門冬), 황련(黃連), 황금(黃芩), 산치자(山梔子), 복령(茯苓) 등이 함유된 처방으로도 기분이 안정된다. 기분을 안정시키는 약을 '기역에 대한 약'이라고 생각해도 처방 선택 시 오류는 없을 것 같다. 최종적으로는 환자를 편하게 만드는 것이 임상의사의 목표이니까.

예외 例外

맥문동은 반하(半夏)와 조합하면 기분을 안정시킬 수 있다. 맥문동탕(麥門冬湯), 조등산(釣藤散), 온경탕(溫經湯), 죽여온담탕(竹茹溫膽湯) 등이 그 예다. 황련, 황금, 산치자는 황련해독탕(黃連解毒湯)의 기본 약재다. 황련해독탕과 삼황사심탕(三黃瀉心湯)으로 흥분된 기분을 안정시킬 수 있음을 종종 경험한다. 복령은 이수제(利水劑)이므로 수독(水毒)을 경감시키지만, 복령을 함유한 처방은 기분을 안정시키는 기능도 있다. 계피(桂皮) 단독으로도 기분은 안정될 수 있다. 오령산(五苓散)은 계피와 복령의 조합이므로 오령산에도 기분을 안정시키는 효과가 있다는 것도 납득이 된다.

코멘트 COMMENT

기역은 어렵게 생각할 필요없다. '기(氣)가 흥분된 상태가 편해지는 것'이라 생각하면 된다. 히스테리 같은 상태는 억간산(抑肝散)이나 감맥대조탕(甘麥大棗湯)이 유효한 경우도 있다. 이 처방들이 효과를 보이는 상태를 기역이라고 생각하면, 억간산이나 감맥대조탕이 기역에 유효한 처방이 된다. 처방 선택을 위해서 증상과 처방을 연결하는 방법이라고 이해하고, 각자가 한방이론 중 좋은 점을 취하여 기억해 둔다면 즐겁고, 실제로 유용할 것이다.

● 현대 한방 한방이론을 클리어하게 ❾

기울은 후박, 소엽, 향부자, 목향 등으로 편해지는 상태

기울(氣鬱)은 "기(氣) 순환이 나쁜 상태"라는 일반적인 말로도 쉽게 이해되는 용어이다. 그런 상태에 후박(厚朴), 소엽(蘇葉), 향부자(香附子), 목향(木香) 등이 함유된 한방처방이 유효하다. 증상과 처방을 연결시킬 수 있을 정도면, 실제 임상에선 충분하다. '기 순환이 나쁜 것'은 현대 사회에서 아주 흔하다. 현대 사회에서 기울에 유효한 처방 사용 빈도는 꽤 높다.

포인트 POINT

기혈수(氣血水) 중 기(氣)와 관련된 병태는 기허(氣虛), 기역(氣逆), 기울(氣鬱)이다. 이것들은 확실하게 구별되는 경우도 있지만, 중복되는 면도 있다. 그럴 때에는 기제(氣劑)를 사용하는 방법도 있다. 시호제(柴胡劑)는 정신안정제(tranquilizer)로도 작용한다. 대황(大黃)도 기(氣)를 진정시키는 작용이 있다. 이 처방들은 모두 기제로 생각하면 된다. 처방 운용 방편으로 기혈수를 적용하자.

코멘트 COMMENT

가상 병리 개념에서 가상 병리 개념을 도출하는 방식으로, 가상의 세계 속에서 논의하는 것을 나는 싫어한다. 아날로그 세계에서는, 어느 쪽이 옳은 가라는 논의에 큰 의미가 없다. '어느 쪽이 처방 선택에 유익한 가?'라는 논의가 유의할 뿐이다. 말장난으로 시작해서 끝날 것이 아니라, 처방 선택의 방편으로 기혈수를 이용하여, 증상과 처방을 연결시켜야 한다. 치료로 이어지지 않는 말장난은 전혀 흥미롭지 않으니까.

● 현대 한방 한방이론을 클리어하게 **10**

혈허는 빈혈 유사 상태로 사물탕이 유효

채혈을 할 수 없었던 과거에도 빈혈 유사 증상에 대해 이해하고 있었다. 그것을 혈허(血虛)라고 명명했다. 현대의 빈혈 증상이 당연히 포함되어 있지만, 그 이외의 만성 빈혈적 병태도 모두 포함하고 있다. 정신 증상, 신체 증상 모두 포함되어 있다. 그렇게 생각해 보면, 혈허도 이해하기 쉽다. 수혈을 할 수 없었던 시대에도 열심히, 그런 상태에 유익한 처방을 찾았던 것이다. 그 기본이 사물탕(四物湯)이다.

예외 例外

사물탕은 당귀, 작약, 천궁, 지황이다. 이것을 모두 포함한 한방 엑기스제는 십전대보탕(十全大補湯), 궁귀교애탕(芎歸膠艾湯), 대방풍탕(大防風湯), 당귀음자(當歸飮子) 등이다. 모두를 포함하지는 않아도 사물탕과 유사한 효과가 있는 것으로 생각되는 처방도 있다. 조합의 묘다. 사물탕은 어느 의미에서, 여성 빈용 처방이다. 사물탕 단독으로 사용하는 경우는 적고, 대부분은 앞의 처방들처럼 다른 약재와 조합하여 사용한다.

코멘트 COMMENT

빈혈을 혈허라 생각하여 사물탕류로 치료하는 방법은 치료 선택지 중 하나일 뿐이다. 사군자탕(四君子湯), 육군자탕(六君子湯), 가미귀비탕(加味歸脾湯), 당귀작약산(當歸芍藥散) 등도 서양의학적인 빈혈을 호전시키는 경우가 있다. 다양한 선택지 중 하나라고 이해하면 된다. 빈혈뿐 아니라 빈혈 유사 증상이다. 혈액검사가 없던 시절의 지혜이니까.

● 현대 한방　한방이론을 클리어하게 **11**

어혈은 목단피, 도인, 천궁, 홍화, 대황, 천골, 당귀 등이 유효한 상태

어혈(瘀血)을 치료하는 약을 구어혈제(驅瘀血劑)라고 부른다. 구어혈제는 보제(補劑)와 함께 굉장히 한의약다운 약이라고 생각한다. 목단피(牧丹皮), 도인(桃仁), 천궁(川芎), 홍화(紅花), 대황(大黃), 천골(川骨), 당귀(當歸) 등을 함유한 처방이 구어혈 효과를 가지고 있는 처방이라고 생각하자. 어혈은 눈 밑의 다크서클, 설하정맥 노장(怒張), 배꼽 주변의 압통, 치질, 정맥류 등을 가리키는데, 이 증상들은 비교적 확인이 쉬운 증상일 뿐, 구어혈제의 매력은 좀 더 다양한 증상과 호소를 치료할 수 있다는 데에 있다. 수비 범위가 매우 넓은 약이기 때문이다.

예외 例外

구어혈제는 어느 정도 명확하다. 그렇기 때문에 구어혈제로 치료할 수 있는 상태를 어혈이라고 생각하면 쉽다. 그럼 구어혈제에 대한 정의가 필요하다. 실증용(實證用)은 목단피, 도인, 천궁, 홍화, 대황, 천골 등이 다수 함유되어 있는 처방이라고 생각하면 정합성이 선다. 당귀를 함유했지만 지황을 함유하고 있지 않은 처방을 허증용 구어혈제라고 생각하면 또한 정합성이 선다. 또한, 효과를 보이는 부위별로 구어혈제 처방을 기억하는 것도 의미가 있다.

코멘트 COMMENT

사물탕(四物湯)은 당귀, 작약, 천궁, 지황이다. 당귀가 함유되어 있지만, 지황이 들어 있으므로 보통은 구어혈제로 분류하지 않는다. 당귀작약산(當歸芍藥散)에는 사물탕에서 지황을 뺀 3가지 약재가 함유되어 있다. 당귀사역가오수유생강탕(當歸四逆加吳茱萸生薑湯)이나 당귀건중탕(當歸建中湯)을 구어혈제로 생각하는 것은 위[上]의 조건과 비교했을 때 정합성이 맞다. 일단 자신이 이해하기 쉬운 개념을 만들어 둔 후, 그 개념을 통해 처방을 운용할 수 있다면 그것으로 충분하다. 이렇게 이해하기 쉬운 사고에 익숙해진 후, 과거의 지혜를 좀 더 이해하는 방향으로 진행하면 쉬울 것이다.

● 현대 한방　한방이론을 클리어하게 **12**

한방처방의 구성 약재를 통해 이해한다면, 예를 들어 당귀작약산은?

계지복령환(桂枝茯苓丸)은 실증용 구어혈제(驅瘀血劑), 당귀작약산(當歸芍藥散)은 허증용 구어혈제로 설명하지만, 그것만으로는 불충분하다. 당귀작약산은 당귀(當歸), 작약(芍藥), 천궁(川芎) 외에 복령(茯苓), 창출(蒼朮), 택사(澤瀉) 3가지 이수(利水) 효과가 있는 약재가 함유되어 있다. 반면 계지복령환은 목단피(牧丹皮), 도인(桃仁), 작약, 계피(桂皮), 복령으로 구성되어 이수 효과가 있는 약재는 복령뿐이다. 따라서 당귀작약산은 어혈(瘀血)에도 유효하지만 수독(水毒)에도 유효한 것으로 이해할 수 있다. 약재를 통해서 분석하면, 다양한 것을 볼 수 있다.

포인트 POINT

당귀작약산을 구성하는 당귀, 작약, 천궁은 사물탕의 구성 요소다. 지황(地黃)이 빠져있을 뿐이다. 사물탕은 혈허(血虛)에 유효한 한방약이지만, 사물탕에서 지황을 빼면 구어혈(驅瘀血) 효과를 보인다. 신기한 일이다. 온경탕(溫經湯)도 사물탕에서 지황이 빠져있지만, 이수 효과를 가진 약재는 들어있지 않다. 당귀작약산도 온경탕도 허증 경향의 구어혈제이지만, 당귀작약산과 온경탕의 차이를 이렇게 약재를 통해 볼 수도 있다.

코멘트 COMMENT

사물탕을 구어혈제라고 이야기하는 사람은 적을 것으로 생각한다. 곧 지황이 있으면 구어혈 효과가 감약된다. 사물탕은 십전대보탕(十全大補湯)과 대방풍탕(大防風湯), 온청음(溫淸飮) 등에도 함유되어 있지만, 그것을 구어혈 효과를 기대하고 처방하는 일은 거의 없다. 약재를 통해 생각해 보면, 다양한 한방 월드가 보이게 되며, 그동안 놓쳤던 세계를 느낄 수 있다.

● 현대 한방 한방이론을 클리어하게 **13**

수독을 치료하는 한방처방은 다종다양

기혈수(氣血水)에 대해 정의하고, 그것들의 과부족(過不足)으로 병태를 이해할 수 있다고 하는 사고방식도 있다. 하지만 수(水)에 관해서는 수독(水毒)뿐이다. 수독이란 말은 '물의 언밸런스'라고 생각하면, 이해가 쉽다. 많든 적든 물의 언밸런스를 수독이라고 정의하는 것이다. 수독을 치료하는 한방약에는 이수제(利水劑), 구수제(驅水劑), 진해거담제가 있다. 이수제는 소변량을 증가시키며, 구수제는 소변량과는 무관하게 물의 밸런스를 개선한다. 진해거담제도 물의 언밸런스를 맞추는 것 중 하나다.

포인트 POINT

이수제(利水劑)는 이해하기 쉽다. 라식스와 유사하다. 다만 라식스는 탈수되더라도 강제 이뇨시키지만, 오령산(五苓散)은 중용(中庸) [건강상태]에 이르게 하는 경향이 있다. 탈수 상태에서는 이뇨 효과가 없다. 이수 효과를 가지고 있는 약재는 복령(茯苓), 출(朮), 저령(猪苓), 택사(澤瀉), 동과자(冬瓜子), 인진호(茵蔯蒿), 차전자(車前子), 활석(滑石), 우슬(牛膝), 상백피(桑白皮), 목통(木通)이다. 구수제로는 반하(半夏), 생강(生薑), 방기(防己), 행인(杏仁), 황기(黃芪), 의이인(薏苡仁), 연교(連翹) 등이 있는데, 이뇨 작용은 강하지 않지만, 물의 언밸런스를 개선하는 효과를 가지고 있다.

코멘트 COMMENT

기침과 가래도 수독(水毒)으로 생각할 수 있다. 그렇기 때문에 기침이나 가래를 치료하는 약도 수독약인 것이다. 진해거담제는 길경(桔梗), 패모(貝母), 오미자(五味子), 세신(細辛), 과루실(瓜蔞實), 맥문동(麥門冬) 등이다. 이것들도 수독을 치료한다고 이해하면 이해가 쉬울 것이다. 그리고 수독이 워낙 광범위하다보니, 치료 방법도 다양한 것이다. 그렇게 생각하면 마황도 이뇨 작용이 있으므로 수독을 치료하는 약인 것이다. 여러 가지가 겹쳐져 있다. 처방 선택의 한 방편으로 이해해 두자.

● 현대 한방 한방이론을 클리어하게 **14**

화해제로서의 시호제

소시호탕(小柴胡湯)은 시호제(柴胡劑) 중 왕이다. 급성기[太陽病期]를 지난 증상에 유효하다. 한방이론에서는 소양병기(少陽病期)라고 부르는 상태이지만, 소양병기의 정의를 생각하는 것보다는, '병이 악화된 상태에는 시호제'라고 생각하는 편이 임상 응용에 유리할 것이다. 시호제에는 염증을 진정시키는 작용, 진정 작용, 어깨 결림 개선, 변비 개선, 숙면 유도 작용 등이 있다. 만능약이다. 시호제 단독으로도 유효하지만, 시호제와 또 다른 처방을 병용하는 방법은 여러모로 소중하다.

예외 例外

우선 소시호탕을 투약해 보고, 무효일 때는 대시호탕(大柴胡湯)을 시도해 보는 방법도 있다. 시호제는 허증인 사람에게는 그다지 사용하지 않는다. 허증용 소시호탕으로 불리는 것이 보중익기탕(補中益氣湯)이다. 곧, 시호제는 보중익기탕보다 실증인 사람에게 사용하는 것이라고 이해할 수 있다. 시호제이면서 좀 더 허증 경향인 경우에는 따뜻하게 하는 작용이 강한 건강(乾薑)이 함유되어 있는 시호계지건강탕(柴胡桂枝乾薑湯)을 사용한다.

코멘트 COMMENT

시호제는 화해제(和解劑)라고도 불린다. 병이 '표(表)'에 있으면 발한(發汗)시켜 치료하고, 병이 '리(裏)'에 있으면 토(吐)하게 하거나, 하(下)시켜 치료한다. '표'도 아니고 '리'도 아닌 상태를 반표반리(半表半裏)라고 하며, 거의 소양병기와 동의어로 쓴다. 이럴 때는 화해제를 사용한다. 시호제를 복용할 수 없는 사람에게는 보(補)하는 약인 보중익기탕 등을 사용한다. 음병(陰病)으로 들어가면, 따뜻하게 하는 약으로 치료하는데, 그 대표가 진무탕(眞武湯)이다. '한(汗), 토(吐), 하(下), 보(補)'가 치료 수단이라고 이해하면 된다. 기혈수와는 별도의 단면이다.

● 현대 한방 한방이론을 클리어하게 **15**

신허란 팔미지황환이 효과 있는 상태

《정말로 내일부터 사용할 수 있는 한방약 7시간 속성 연습 입문 시리즈》에서는 보제(補劑)로 우선 삼기제(蔘芪劑) 한방처방을 10개 기억해 두도록 제언했다. 보제에는 그 외에 보기제(補氣劑)이며 인삼제(人蔘劑)인 사군자탕(四君子湯)과 육군자탕(六君子湯), 보혈제(補血劑)로서 혈허(血虛)를 치료하는 사물탕류(四物湯類)가 있다. 그리고 보신제(補腎劑)가 있다. 신허(腎虛)는 팔미지황환(八味地黃丸)이나 우차신기환(牛車腎氣丸)이 유효한 상태라고 이해하면 임상에서 활용하기 충분하다. 꼭 기(氣), 혈(血), 신(腎)에 대해 이해할 필요는 없다. 하지만 추후 자기 자신의 가상 병리 개념을 가지는 것도 장래적으로는 도움이 된다.

포인트 POINT

왜 인지 수년 전부터 상태가 나쁘다. 병인 것 같지는 않은데 무언가 변했다. 초로기(初老期)에는 이런 경험을 하기 마련이다. 그런 상태가 신허(腎虛)로, 여기에 대한 특효약이 팔미지황환이나 팔미지황환에 우슬(牛膝), 차전자(車前子)를 가한 우차신기환(牛車腎氣丸)이다. 곧, 정력이 없고, 기력이 없으며, 허리가 아프고, 다리가 저리며, 장시간 걷지 못하고, 빈뇨, 냉증, 백내장이나 난청까지 있는 상태다. 그런 상태를 개선시키도록 설계한 처방이 팔미지황환이다.

코멘트 COMMENT

팔미지황환으로 백내장을 치료한다는 내용은 요즘 기준에선 논외다. 렌즈 교환으로 간단하게 해결이 되니까. 난청은 한방처방으로는 약간 무리가 있다. 하지만 이외 초로기 증상에는 꽤 유효하다. 과거에는 이것을 '신허(腎虛)'라고 불렀다. 요즘은 이 말을 사용해도 좋고, 무리하게 사용하지 않더라도 팔미지황환이 유효한 초로기의 모든 증상이라고 생각하면 된다. 이렇게 하면, 가상 병리 개념은 그다지 필요 없을 것이다.

● 현대 한방 한방이론을 클리어하게 **16**

복진을 디지털적으로!
뭔가 간단하게 이해할 수 없을까?

한방적 복부진찰[腹診]은 일본 한방의 독특한 점이다. 또한 시행하는 사람에 따라 하는 방법도 다양하다. 복진 교과서를 비교해 봐도 다양하다. 그래도 유효하다. 그렇다면 우선 간단하게 이해해 보자. 간단하게 기억하고 임상 경험을 쌓으면서 사용 폭을 넓혀보자. 각 책의 복진 그림은 전형적인 것을 보여주고 있다고 생각하자. 해설자에 따라 전형적인 그림은 일치하지 않을 수도 있는 것이다. 따라서 내가 생각하는 간단한 복진에 대한 이해는 다음과 같다.

예외 例外

시호(柴胡)와 황금(黃芩)이 들어있으면 늑골궁하의 압통[胸脇苦滿]이 나타나며, 실증(實證) 일수록 명확하다. 시호만 있어도 경도의 흉협고만이 있다. 반하사심탕(半夏瀉心湯)과 인삼탕증(人蔘湯證)은 심와부 압통[心下痞硬]을 보인다. 구어혈제(驅瘀血劑)의 경우, 제방 압통[小腹硬滿]이 나타난다. 팔미지황환(八味地黃丸)이나 우차신기환(牛車腎氣丸)은 소복불인(小腹不仁), 소복구급(小腹拘急), 복부 정중예(正中蕊) 중 하나가 있다. 작약과 감초가 다량 함유되어 있는 처방 적응증에는 복직근 연급이 보인다. 모려와 억간산(抑肝散) 적응증에는 대동맥 박동이 느껴진다.

코멘트 COMMENT

우선 복진으로 진찰할 수 있는 것은 허실(虛實)이다. 실증 경향의 약재인 석고, 망초, 대황, 도인, 황금, 황련, 마황 등과 허증 경향의 약재인 부자, 건강, 당귀, 인삼, 황기, 계피 등의 처방 내 유무를 체크하여 어느 정도 오토매칭으로 이 처방이 허증용인지 실증용인지 알 수 있다. 실증의 복부는 단단하며, 허증의 복부는 약하고 얇다. 그렇게 디지털적으로 이해하면서 우선 처방과 복진을 연결시켜 보자. 임상 응용을 위해서….

제 **11** 장

한방처방의

진화와 미래

進化-未來

한방처방은 과거로부터 변화하지 않았다고 생각했었다. 하지만, 한방처방은 착실히 진보하고 있다. 새로운 지혜가 추가되고 있는 것이다. 한방처방은 약재 합산 지혜의 결정체다. 약재를 서로 합하여 작용을 증강시키고 부작용을 줄이며, 새로운 작용을 만들어 간다. 또한 서양의학적인 병명이 없던 시대의 지혜이므로 몸 전체를 치료하도록 만들어진 처방이다. 한방처방의 제형은 점점 더 진화해야만 한다. 과립은 끓는 물에 녹이는 것이 좋지만, 휴대와 보관할 공간을 생각하여 작은 정제나 캡슐로 만들어 놓은 것도 있다. "가루약은 아무래도 복용하기 힘들어"라고 말하는 사람들도 있다. 한방처방은 진화해가고 있기 때문에 제형도 점점 늘어 갈 것이라 생각한다.

● 현대 한방　한방처방의 진화와 미래 **1**

한방처방이 당연한 의료가 되도록

'한방'이라는 글자는 길거리에서나 꽤 볼 수 있다. 전통 있는 한방 약국도 있고, 잘은 모르지만 한방이라는 이름을 가져다 쓰고 있는 가게도 있다. 또한 약국 외에도 한방처방을 취급하는 가게들이 있다. 그런 혼탁한 '한방'이라는 이름 사용이 환자로 하여금 한방이라는 용어에 대해 거부감을 만드는 원인이라고 생각한다. 우리 의사들이 말하는 '한방'은 진료 행위 중 하나이지만, 바깥세상에서는 조금 다르다는 인식을 가지고 있어야 한다고 생각한다.

포인트 POINT

'한방'이라는 단어로 인해 연상되는 혼탁한 이미지를 어떻게 타파할 것인가가 중요하다. 우리가 할 수 있는 것은 좀 더 의료 행위 속에 한의약의 중요성을 구축해 나가는 것이라 생각한다. '한방전문의'만 한방처방을 사용할 수 있게끔 해서는 편견의 껍질이 깨지지 않는다. 초음파 검사가 보급된 것처럼 양의들도 당연히 진료의 일부로 생각해야 한다고 생각한다.

코멘트 COMMENT

일본에서만 의사 면허로, 양의사가 한방처방을 사용할 수 있다. 하지만, 한방처방을 사용하는 의사에도 다양한 레벨이 있다고 생각한다. 어쨌든 어떤 양의사라도 편하게 한방처방을 사용할 수 있게 하는 환경이 필요하다. 그리고 치료되지 않았을 때는 보다 전문성을 가지고 있는 전문의가 한방처방을 사용하면 되고, 전탕약이 좀처럼 치료되지 않던 증상의 해결책이 되는 경우도 있다. '현대 한방'은 서양의학을 전공한 의사가 쉽게 사용하는 한방이라는 개념이니까.

● 현대 한방　한방처방의 진화와 미래 **2**

'현대 한방'으로의 패러다임 시프트
현대 의료 속 가치의 변화를 이해하자!

현대 서양의학이 발달하기 전에는 모든 병을 한방으로 치료해 보자는 기개로 한방의들이 치료에 임했다. 급성 질환에도 당연히 한방처방으로 치료할 수밖에 없었다. 급성 질환에서 처방을 잘못 선택하면 사망하는 경우도 있었을 것이다. 그렇기 때문에 이러한 것들을 경계하기 위해 경험을 쌓고, 고전을 읽고 나아만, 한방 진료를 할 수 있다는 생각에 사로잡혀 있었다. 처음 선택한 처방부터 틀리지 않고, 환자를 죽음에 이르게 하지 않기 위해서였다. 반면, 만성 질환의 경우, 효과가 있는 처방을 천천히 찾아도 된다.

포인트 POINT

'현대 한방'은 서양의학을 전공한 의사가 현대의학적으로는 병이 아니거나, 치료되지 않는 호소에 보완의료로 보험 적용이 되는 한방 엑기스제를 사용하는 것이다. 따라서 대개 급성기에는 사용하지 않는다. 그러한 환자분들에게 한방처방을 사용할 때는 의사도 편안하게 임해도 괜찮다. 아무 수가 없는 것보다는 낫기 때문이다. 만약, 한방처방이 유효하면 환자분들은 한방처방을 계속 복용하길 희망할 것이다. 그리고 처음부터 딱 맞지 않아도 문제가 생기지 않는다.

코멘트 COMMENT

극단적으로 말해 '현대 한방'은 플로차트화가 가능하다. 따라서 '플로차트 한방약 치료'를 출판했다. 다만, 과거의 지혜를 사용하지 않다보니 처방이 딱 맞아 떨어질 확률이 낮다. 그러한 결점은 처방을 변경해 감으로써 보완이 된다. 서양의학적인 입장에서 보다 좋은 플로차트를 작성할 필요가 있다. 여러분의 지혜를 모아 '개정 플로차트'를 만들어 보고자 한다.

● 현대 한방　한방처방의 진화와 미래 **3**

한방처방에 대한 RCT는 필요하지만, 한방처방의 매력을 제대로 설명할 필요가 있다

한방처방은 각 사람의 체질에 맞춰 처방하는 오더 메이드(order made)다. 반면, 체질을 그다지 고려하지 않고도 증상에 맞춰 오토매칭으로 처방하는 것도 가능하다. 그런 처방의 경우, RCT(무작위 비교시험)를 하기 쉬울 것 같다. 한방처방은 서양의학적인 임상 시험을 통과하지 않은 채로 약제로서 인가받고 있기 때문에 추후 몇 가지 한방처방에 대해 RCT를 요구하게 될 가능성은 있다. 그것을 통과할 수 있는 한방처방을 알아둘 필요가 있다.

예외 例外

그럼 RCT를 모든 한방처방에 시행하면 되지 않을까? 답은 "노"다. 한방처방의 매력은 오더 메이드라는 것이므로, 그 오더 메이드군을 나누는 것을 제대로 과학적으로 시행하지 않았을 경우의 결과는 무의미하다. 현재의 과학으로는 아날로그 감각(한방이론)에 따른 오더 메이드화를 디지털적으로 변환시킬 수 없다. 추후, 한의약적 군(群)분류가 디지털적으로 가능해진다면, 객관화가 가능할 것이다.

코멘트 COMMENT

만약 한방처방 RCT에서 유의한 차이가 나와 기뻐한데도 한의약의 매력은 전달되지 않는다. 정부에서 "그럼 RCT에서 유의한 차이를 보인 것만 인정하는 걸로 합시다."라고 할지도 모른다. 한의약의 매력은 몸에 맞는 한방처방을 복용하는 것으로, 좀 거칠게 말하면 모든 증상을 낫게 할 수 있다. 그 메시지를 제대로 마음속에 가지고 있는 것이 중요하다.

● 현대 한방　한방처방의 진화와 미래 **4**

보험 적용 한방 엑기스제 사용이 확대되면 의료비 절감으로 이어진다?

한방처방은 1제, 또는 상성(相性)이 좋은 2제를 조합하여 몸 전체를 치료해 가는 것이 매력이다. 따라서 한방처방을 사용할 때 다양한 약을 한 번에 사용하는 경우는 없다. 그리고 양약과 비교하여 평균 약가는 5분의 1이다. 중대한 부작용은 드물다. 그렇다면, 한방처방을 사용, 병용하면 양약 사용 빈도가 줄어, 의료비 절감으로 이어지게 될 것이라고 생각한다. 그것을 증명해 보고 싶다. 추후에는.

예외 例外

양약은 뺄셈의 결정체다. 곧 원 피크(one peak)인 순수 물질이 양약이다. 작용 기전도 명확하여 과학적이며, 논리적이고 멋있어 보이는 치료 방법이다. 반면, 한방처방은 약재 합산 지혜의 결정체다. 약재를 서로 합하여 작용을 증강시키고 부작용을 줄이며, 새로운 작용을 만들어 간다. 또한 서양의학적인 병명이 없던 시대의 지혜이므로 몸 전체를 치료하도록 만들어진 처방이다.

코멘트 COMMENT

환자분이 한방처방에 대해 거부반응이 없다면, 몸 전체를 치료하기 위해 한방처방을 양약과 함께 조합하는 것이 몸을 보다 쾌적하게 하는 방법일 것이다. 그렇게 하면, 양약 사용량이 결과적으로 줄어들 것이다. 이것은 내가 임상 경험상 느낀 것으로 그것을 뒷받침할 결과가 필요하다. 한방처방 투여 전후로 전체 의료비가 감소한 것을 보여줄 필요가 있다. 어느 정도 규모의 집단에서 한방처방 투여 전후를 비교해 보고 싶다.

● 현대 한방 한방처방의 진화와 미래 **5**

전탕약과 엑기스제 어느 쪽이 좋을까?

한방처방 진화의 결과물 중 하나가 엑기스제다. 바쁜 요즘, 약재를 달여 복용하게 하면, 시간이 들고, 휴대하기도 불편하기 때문에 보급하기 어렵다. 엑기스제 과립으로 한방처방을 사용하게 된 것은 현대에 들어서부터다. 그럼 엑기스제와 전탕약 중 어느 쪽이 더 좋을까? 전탕약은 약재를 보는 눈이 있는 사람이 이용할 때야말로 의미가 있다고 생각한다. 약재 중에는 품질이 우수한 부위도 있는 반면, 그냥 그런 부위도 있다. 이런 것을 감정할 수 없다면, 사실 할 말이 없는 것이다.

포인트 POINT

엑기스제는 균일한 '우등품'이라고 생각한다. 특히 보험 적용 한방 엑기스제는 행정 당국의 감시가 엄격하므로 안전하며 보다 유효하다고 생각한다. 소고기를 팔 때도, 아무리 품질이 좋은 소 한 마리를 팔더라도, 그중에는 품질이 우수한 부분과 그저 그런 부분이 있게 마련이다. 그런 구분을 할 수 없는 의사에게는 양품(良品)이라고 말하면서 좋지 않은 약재를 팔아도 누구도 눈치 채지 못한다. 환자만 불행해지는 것이다.

코멘트 COMMENT

한방처방의 제형은 점점 더 진화해야만 한다. 과립은 끓는 물에 녹이는 것이 좋지만, 휴대와 보관할 공간을 생각하여 작은 정제나 캡슐로 만들어 놓은 것도 있다. "가루약은 아무래도 복용하기 힘들어"라고 말하는 사람들도 있다. 한방처방은 진화해가고 있기 때문에 제형도 점점 늘어 갈 것이라 생각한다.

● 현대 한방 한방처방의 진화와 미래 6

한방처방도 새로운 영역에 사용되고 있다, 실제로는 '수증치료'도 새로운 것

한방처방은 과거로부터 변화하지 않았다고 생각했었다. 하지만, 한방처방은 착실히 진보하고 있다. 새로운 지혜가 추가되고 있는 것이다. 지금은 한의약 상식이 된 '변형성 슬관절증'에 대한 방기황기탕(防己黃芪湯)의 효과는 사실은 오츠카 게이세츠(大塚敬節) 선생에 이르러서야 알려진 것이다. 시행착오 끝에 친히 사용해 보고 유효성을 확인한 것이다. 저령탕합사물탕(猪苓湯合四物湯)을 현미경적인 혈뇨에 사용하는 것도 오츠카 선생이 시작한 것이다. 그레이브스병에 자감초탕(炙甘草湯)을 사용하는 것도 새롭게 나온 지혜다.

포인트 POINT

당귀작약산(當歸芍藥散)은 《상한론(傷寒論)》,《금궤요략(金匱要略)》에 기록되어 있다. 약 1800년 전 중국 책이다. 그리고 지금은 부인과 영역에서 가장 유명한 한방처방이다. 하지만 당귀작약산은 에도 시대 중기 명의인 요시마스 토도(吉益東洞)도 사용하지 않았다. 그의 저서인 《유취방(類聚方)》에는 미시행방(未施行方)이었다. 토도의 자식인 요시마스 난가이(吉益南涯)가 사용하기 시작했다. 갈근탕가천궁신이(葛根湯加川芎辛夷)도 에도 시대에는 없었다. 한방처방은 착실히 진보해 가고 있다.

코멘트 COMMENT

수증치료(隨證治療)라는 단어는 한방이론의 근간처럼 생각된다. 하지만 수증치료라는 단어가 옛날 책에는 없다. "역대한방의서대성(歷代漢方醫書大成) 디지털판(新樹社)"을 사용하여 PC로 검색해 보자. 일본 동양의학회가 일본의학회에 가맹할 때, 동양의학에는 이론이 없다고 말한 선생님들을 납득시키기 위해 수증치료라는 새로운 말을 만들었던 것이다. 《상한론(傷寒論)》에는 '수증치지(隨證治之)'라고만 되어 있다.

● 현대 한방　한방처방의 진화와 미래 **7**

오래된 것이 존경받지 못할 수도

제 인생의 스승인 쿠니타케 시젠(国武自然) 선생이 하신 말씀이다. "과거의 것이 좋은 것이 아니고, 새로운 것이 좋은 것이 아니다, 좋은 것이 좋은 것!" 한방처방을 공부하며 더욱 그렇게 생각하게 되었다. 동양의학과 서양의학의 우열을 이야기하는 것이 아니라 각각의 좋은 점을 착착 이용하여 환자분들이 보다 행복해지면 되는 것이다. 마쓰다 구니오 선생에게서도 "오래된 것이라고 무조건 존경하지 말라"고 배웠다.

포인트 POINT

한방처방은 수천 년 역사가 있기 때문에 가짜는 아니다. 지금도 사용할 수 있기 때문에 그 의미가 있다. 그리고 진화하기 때문에 미래가 있는 것이다. 최근 150년간의 서양의학 진보보다 더 대단한 진보가 앞으로 있을 것이라 생각한다. 그럼에도 그 보완의료로서 한의약은 반드시 살아남을 것이라 생각한다. 서양의학의 보완의료로서 한의약은 불멸이라고 생각한다.

코멘트 COMMENT

양약과 한방처방을 함께 사용하여 효과를 차차 올려갈 수 있다면, 이야말로 대단한 일일 것이라 생각한다. 저의 임상 경험 중 혈관성 간헐성 파행에 항혈소판제제와 당귀사역가오수유생강탕(當歸四逆加吳茱萸生薑湯) 병용이 유효했던 것처럼 다양한 서양의학 영역에서 양약과의 콜라보레이션이 추후 한의약의 진화와 미래를 지지할 것으로 생각한다. 한방처방은 비용도 싸고, 안전성도 높고, 몸 전체를 치료할 가능성을 가지고 있기 때문에….

● 현대 한방　한방처방의 진화와 미래 **8**

마우스 이식 실험에서 볼 수 있는 것

또 다른 나의 라이프 워크(life work)는 '이식면역과학'이다. 《정말로 내일부터 사용할 수 있는 한방약 7시간 속성 입문 시리즈》에서 시령탕은 마우스(mouse) 심장이식편의 거부 억제에 아주 유효하지만, 오령산(五苓散)이나 소시호탕(小柴胡湯)은 무효하다는 것, 그중에서도 한 가지 약재라도 빠지면 무효하다는 것을 이야기했다. (J Heart and Lung Transplant 2010). 곧 시령탕(柴苓湯)은 모든 구성 약물이 한 곳에 모여 효과를 내는 패턴으로 효과를 내는 것이다. 그 후 실험에서 다른 패턴도 판명되었다.

예외 例外

1가지 약재가 필요한 패턴이 있다. 바로 인진오령산(茵蔯五苓散)에 포함된 인진호가 인진오령산보다도 명확하게 이식 장기 거부 억제에 유효했다. 효과를 감약시키는 약재가 함유되어 있는 패턴인 것이다. 이런 현상은 당귀작약산(當歸芍藥散)에서도 나타난다. 구성 약물 중 작약과 천궁을 투여하면 아주 유효하다. 하지만, 거기에 복령이 들어가면 효과가 감약된다. 한방처방에는 반대 작용을 가지고 있는 약재가 함께 들어 있는 경우가 있다.

코멘트 COMMENT

그리고 더욱 흥미로운 것은 약재의 냄새가 유효한 패턴이다. 이것은 당귀작약산에서 나타난다. 내복했을 때 유효했던 시령탕은 냄새만으로는 이식편의 거부 억제에 전혀 효과를 보이지 않았다. 후각 제거 마우스를 만든 결과, 당귀작약산의 냄새에 의한 이식편 거부 억제 효과는 소실되었으므로 냄새가 대뇌에 작용한다는 것을 알 수 있었다. 맛있다고 느껴지는 한방처방이 유효한 것은 임상에서 자주 경험할 수 있는 일이기도 하다.

● 현대 한방 　한방처방의 진화와 미래 **9**

그전에 할 것은?
각자의 방식을 생각해 보자

한방처방을 사용해 보고, 어느 정도 유효하다는 것을 체감하며, 임상에서 꽤 역할을 한다는 것을 인식하기 전에 무엇을 해두어야 할까? 그것은 사람마다 다르다. 우선, 플로차트적인 사고만으로도 충분하다는 생각이 있다. 그리고 좀 더 유효한 한방처방을 효율적으로 선택하기 위해 과거의 지혜로 돌아가는 방법도 당연히 있다. 또한, 과거의 지혜는 전혀 사용하지 않고, 서양의학적인 입장에서 모두 이해해보겠다는 대담한 발상도 가능할지 모른다.

포인트 POINT

중요한 점은 처방 선택에 유효하다면 뭐든 좋다는 것이다. 우리 임상의는 환자의 호소를 치료하고 싶고, 조금이라도 편하게 해주고 싶다. 거기에는 서양의학도 한의약도 없다. 중의학도, 후세방도, 고방도 없다. 도움이 된다면, 무엇이라도 이용하고, 도움이 되지 않는다면 아무리 오래되더라도 아무리 바이블이더라도 무의미하다. '처방 선택에 도움이 되는가!'만 중요하게 생각하면 된다.

코멘트 COMMENT

나는 행복하게도 마쓰다 구니오 선생에게 교육을 받았다. 우선 마쓰다 구니오 선생의 모든 것을 흡수하는 것이 내 사명이었다. 그리고 그것을 알기 쉽게, 임상에서 응용하기 쉽게 보급하는 것이 내 일이라고 생각한다. 따라서 지금 내게는 또 다른 한의약을 공부할 여력이 없다. 서양의학의 보완의료로서 한방처방을 '서양의'들이 당연하게 사용할 수 있길 바라며 매일매일 정진해 나갈 뿐이다.

제 **12** 장
현대 한방

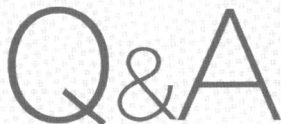

Q&A

술, 맥주, 와인, 위스키 같은 알코올음료로 의약품을 복용하면 일반적으로 성분 흡수 정도가 물로 복용했을 때와 달라지므로 피해야 한다고 말한다. 실제로 환자분들에게도 그렇게 설명한다. 한방처방은 몸 전체를 치료해 가는 것이므로 몸 전체가 좋아졌다는 것은 좋은 징조. 악화되었을 때는 물론 중지하면 된다. 또한 세 끼 식사 때마다 열심히 복용했지만, 전혀 복용하고 싶은 느낌이 안 든다면 역시 중지해야 할 상황이다. 또한 증상이 재발할 경우, 다시 복용하면 좋아지기도 한다. 결국 본인의 선택인 것이다.

현대 한방 Q&A

약제에 관한 정보는 기본적으로 쯔무라사 정보를 사용한다. 일본 한방의 약품 시장의 80% 이상을 점유하고 있기 때문에 쯔무라사의 정보를 많이 반영할 수밖에 없다. 또한, 한방 엑기스제제를 판매하고 있는 모든 회사의 자료를 조사하기에는 한계가 있으며, 모두 조사하다보면 정합성이 떨어져 이해가 어려워질 수 있기 때문에 우선 이해하기 쉽도록 쯔무라사 정보를 기초로 정리했다. 제가 진행하고 있는 세미나에서 자주 듣는 질문도 복습을 겸해 담아 봤다.

일반 임상 관련

Q01 안전한 처방을 위한 팁이 있습니까?

한방 엑기스제를 한 번 복용한다고 해서 사망하지는 않습니다. 엑기스제를 임신했다는 사실을 모른 채 1개월 이상 복용해도 유산되었다는 보고는 없습니다. '현대 한방'의 입장에서 지금의 의학으로는 해결되지 않는 환자분에게 한방처방을 사용할 때는 "뭔가 이상한 점이 있을 때는 복용을 중지해주세요."라고 말해 두는 것이 좋습니다. 감초 과량 섭취로 인한 가성 알도스테론혈증도 서서히 발생합니다. 하지가 부으면, 그때 중지해도 괜찮습니다. 마황제(麻黃劑)나 부자제(附子劑)로 인한 소화기, 순환기 증상도 메슥메슥 거리거나, 두근두근 거리면 그때 중지하면 됩니다. 간질성 폐렴도 마른기침에만 유의한다면 안심할 수 있습니다. 한방처방을 안전하게 사용하기 위한 팁은 "뭔가 새로운 사건이 일어나면, 중지해 주세요."라고 말하는 것입니다. 뭔가가 이상한 일이 일어나더라도 그냥 복용을 진행하기 때문에 부작용이 일어나는 것입니다.

Q02 대화의 팁이 있습니까?

'현대 한방'은 지금의 의학으로는 치료되지 않는 증상이나 호소를 개선시켜 보자는 시도입니다. 지금의 의학으로 치료할 수 없는 증상이나 호소가 한방처방 복용으로 깨끗이 나아지는 것도 적지 않게 경험합니다. 대단한 일이지만, 장기간 낫지 않던 증상이 한방처방으로 단시간에 깨끗이 나아지는 경우는 그다지 많지 않습니다. 따라서 환자와 의사가 함께 지향하는 목표를 우선 '낫는다'에서 '개선한다'로 내려 보는 것이 환자-의사 상호 간에 좋습니다. 환자가 "한방 엑기스제를 복용해 보고 싶은데요, 어느 정도의 비율로 나아지는가요?"라는 질문을 하면, "나아진다"라고 딱 잘라 말할 것이 아니라, "4분 중 3분 정도는 좋아집니다."라고 대답하는 것이 좋습니다. 그것이 기본적인 대화의 팁입니다.

Q03 재진은 언제쯤 잡는 것이 좋을까요?

감기, 요부염좌, 요로결석, 설사 등 급성 질환이나 증상도 한방 엑기스제로 많이 좋아집니다. 그럴 때는 매일 내원하도록 하는 것이 좋고, 수일 후에도 오도록 해도 좋습니다. 하지만, '현대 한방'의 입장은 지금의 의학으로 나아지지 않는 증상과 호소로 곤란해 하고 있는 사람을 한방 엑기스제로 치료하는 것입니다. 따라서 2~4주 정도 즈음, 환자분 상황에 맞는 타이밍에 재진을 시행하도록 하는 것이 좋습니다. 처방이 확실한 경우라면, 4주 이상 처방해도 문제는 없습니다.

Q04 한방처방 지속 여부 판단은 어떻게 하면 좋을까요?

4주 후 진찰에서 조금이라도 좋아졌다면, 그 처방을 유지하면 됩니다. 지금까지의 서양의학적인 치료로는 전혀 좋아지지 않았던 것이니까요. 또한, 주(主)증상이 대부분 좋아지지 않았더라도 다른 몸 상태가 개선되었다면 지속하면 됩니다. 한방처방은 몸 전체를 치료해 가는 것이므로 몸 전체가 좋아졌다는 것은 좋은 징조입니다. 악화되었을 때는 물론 중지하면 됩니다. 또한 세 끼 식사 때마다 열심히 복용했지만, "전혀 복용하고 싶은 느낌이 안 듭니다."라고 말하는 상황 역시 중지해야 할 상황입니다. 그럴 때는 다른 엑기스제로 바꿔봅시다.

Q05 소아 투여량은 어떻게 하면 좋을까요?

저는 '어른의 경우, 한방 엑기스제를 1포, 초등학생은 1/2포, 유치원생은 1/3포, 영유아는 1/4포 정도'라고 지도합니다. 이 '정도'라는 것은 계량기로 정확하게 1/2을 맞출 필요는 없다는 것이며, 실제 상황에서 그것 역시 불가능하기 때문에, 복용 목표량을 대략 맞추면 된다는 의미입니다. 한방처방은 합산과 밸런스의 결정체이므로 총량은 효과에 실제 그다지 영향을 주지 않습니다. 마황(麻黃)이나 대황(大黃), 망초(芒硝) 등을 증량하면 그 약재들로 인해 부작용이 발생하는 경우도 있지만, 한방처방 자체, 전체의 효과는 대략적인 분량으로도 잘 나온다고 생각합니다. 아이들에게 복용시키는 방법으로는 한방 엑기스제를 소량의 물에 녹인 것을 조금씩 입에 발라주는 방법부터, 물 자체를 마시도록 하는 방법도 있지만, 젤리 등에 섞어주는 방법도 간단하게 사용할 수 있습니다. 최근에는 약국에서 아이들 내복용 젤리를 살 수도 있습니다.

Q06 성인 투여량은 어떻게 하면 좋을까요?

한방 엑기스제 첨부문서에 적힌 대로 1일 3회를 기본으로 합니다. 하지만 1일 2회로도 꽤 유효합니다. 기본적으로 급성기 증상에는 증량하는 편이 효과적이며, 만성기 증상으로, 몸이 약해진 경우에는 오히려 감량하는 편이 효과적입니다. 한의약에는 서양의학에서는 필수적인 용량의존성이 없다는 것도 종종 경험합니다.

Q07 한방 엑기스제 복용 방법에 대해 알려주세요.

많은 환자분들이 한방 엑기스제를 과립 그 자체로 복용하고 있을 것입니다. 저는 환자분들에게는 가능하면 끓는 물에 녹이거나 [온복(溫服)이라고 함], 전자레인지에 돌린 후 약간 식혀서 복용하도록 권고합니다. 전자레인지에 돌리면 깔끔하게 녹습니다. 입덧할 때의 소반하가복령탕(小半夏加茯苓湯)이나 코피에 대한 황련해독탕(黃連解毒湯), 삼황사심탕(三黃瀉心湯)은 냉복하도록 지도합니다. 반면 만성 설사일 때 처방하는 진무탕(眞武湯)은 온복보다 더 뜨끈뜨끈하게 만들어 복용하도록 합니다. 이것을 열복(熱服)이라고 합니다.

Q08 반대 효과가 나올 때가 있다는데 정말인가요?

한방처방은 몸 전체를 치료하도록 세팅되어 있습니다. 거칠게 이야기하면 어떤 증상이라도 낫게 할 수 있습니다. 만성 설사에 유효한 진무탕이나 인삼탕으로 변비가 호전되는 경우도 있습니다. 저혈압을 개선시키는 것으로 유명한 반하백출천마탕(半夏白朮天麻湯)으로 고혈압이 어느 정도 개선되는 경우도 있습니다. 병명이나 증상 투여로 한방 엑기스제를 처방하여 유효성을 실감하게 되면, 꼭 반대 작용에도 유효한 경우가 있다는 것을 기억하고 임상에 임하도록 해주세요.

Q09 호전 후 한방처방 투여 기간에 대해 알려주세요.

환자가 복용하고 싶다고 하면 지속하도록 합니다. 환자가 중지하고 싶다고 하면 중지합니다. 중지해도 증상이 그 후로는 나타나지 않는 것도 자주 경험합니다. 또한 증상이 재발할 경우, 다시 복용하면 좋아지기도 합니다. 결국 본인의 선택인 것입니다. 어느 정도 기준을 세우자면, 만성병의 경우, 증상이 나아진 후 1~3개월간 복용하고 중지하면 좋습니다.

Q10 한방처방을 쭉 계속 복용해도 괜찮은가요?

한방처방은 음식물의 연장으로 뭔가 조금이라도 불편함 감이 있다면, 길게 복용해도 괜찮다고 생각합니다. 실제 저 자신도 매일 복용하고 있으며, 환자분이 원하면 증상이나 호소에 따라 처방을 지속하고 있습니다. 이것이 안전한지에 대해서는 아직 명확한 데이터가 없습니다. 한방처방을 옛날에는 장기 투여하지는 않았을 것 같습니다. 약 자체도 귀해서, 단기 투여만으로 종료했던 것이 과거 치료의 전제였던 것 같습니다. 하지만, 현대 의료가 진보하였음에도, 무언가 몸 상태가 나쁘다는 것을 어느 정도 연령을 넘어선 대부분의 분들이, 어느 의미에서는 전원이 느끼고 있을 것입니다. 따라서 그 호소에 맞춰 처방합니다. 현대 서양의학의 약 중에서도, 고혈압, 당뇨병, 지질대사 이상에 관련된 약 등도 세대 간을 넘어선 안전성은 사실 전혀 알려져 있지 않습니다. 이런 맥락 속에서 한방 엑기스제를 복용해 보니, 몸 상태가 좋아지는 것을 여러 차례 경험하여 장기적으로 처방하고 있는 것입니다. 건강기능식품을 다수 복용하고 있다면, 적어도 한방처방 복용을 한 번쯤은 시도해 보는 것이 좋을 것이라 생각합니다.

Q11 과립을 복용할 수 없을 때에는 어떻게 하면 좋을까요?

끓는 물에 녹이면 복용하기 쉽습니다. 끓는 물에 녹여도 복용하지 못한다, 과립도 복용하질 못한다. 곤란한데요. 그러면, 다음 방법 중 마음에 드는 것으로 시도해 보면 어떨까요? 오블라토를 이용하든지, 젤리를 이용하는 것입니다. "과립은 못 먹어…"라고 이야기할 정도의 증상이라면 그냥 내버려두어도 괜찮습니다. 정말로 힘든 경우에만 복용하라고 말씀드리는 경우도 있습니다.

Q12 마황으로 인한 메슥거림은 언제 일어나는 건가요?

마황(麻黃) 1포만으로도 두근두근, 메슥메슥 거리는 사람들이 있습니다. 또한, 잠깐 복용했을 뿐인데 이 증상이 생기는 사람들도 있습니다. 잠깐만 복용했는데도 식욕부진까지 일어나는 경우도 있습니다. 또한, 그 식욕부진이 잠시 이어지기도 합니다.

Q13 술과 함께 복용해도 괜찮은가요?

술, 맥주, 와인, 위스키 같은 알코올음료로 의약품을 복용하면 일반적으로 성분 흡수 정도가 물로 복용했을 때와 달라지므로 피해야 한다고 말합니다. 실제로 환자분들에게도 그렇게 설명합니다. 하지만 팔미지황환(八味地黃丸)처럼 고전에서 술로 희석시킨 액으로 복용[주복(酒服)]하도록 적고 있는 경우도 있습니다.

Q14 양약과 한방처방을 병용할 경우, 무엇에 주의해야 할까요?

우선 의료용 한방 엑기스제제 의약품 설명서에 따르면, 양약과의 병용할 때 주의해야만 하는 제제로 설정, 명기되어 있는 것은 마황제제와 감초제제입니다. 또한 이것과는 별개로 부작용 증례가 보고되어 있는 것으로는 '소시호탕(小柴胡湯)-인터페론 제제 병용'이 있습니다. 이러한 병용은 '금기'로 설정되어 있습니다.

◎ 감초 함유 한방 제제
감초는 '강력 미노파겐(minophagen)' 등의 글리시리진 제제와 병용 시, 주의가 필요합니다. 루프 이뇨제나 티아짓계 이뇨제와의 병용도 주의해야 한다고 약품 설명서에 기록되어 있습니다.

◎ 마황 함유 한방 제제
마황은 에페드린류 함유 제제, 모노아민 산화효소(MAO) 저해제, 갑상선 제제, 카테콜라민 제제, 잔틴계 제제와의 병용에는 주의가 필요하다고 약품 설명서에 기록되어 있습니다.

◎ 소시호탕
소시호탕의 인터페론 제제와의 병용은 금기라고 기록되어 있습니다.

◎ 석고 함유 제제
석고 함유 제제 [소풍산(消風散), 월비가출탕(越婢加朮湯), 백호가인삼탕(白虎加人蔘湯), 목방기탕(木防己湯), 조등산(釣藤散), 마행감석탕(麻杏甘

石湯), 방풍통성산(防風通聖散), 오호탕(五虎湯), 신이청폐탕(辛夷淸肺湯), 소시호탕가길경석고(小柴胡湯加桔梗石膏)]는 테트라사이클린계 약제와 동시에 투약할 경우, 테트라사이클린계 약제의 흡수가 억제될 가능성이 있는 것으로 알려져 있습니다.

Q15 감초 함유 제제에 의한 부작용이 일어나기 쉬운 상태는?

감초로 인해 발생하는 저칼륨혈증, 고혈압, 부종 등의 가성 알도스테론혈증 발현 빈도는 감초 섭취과다, 장기 연속 복용, 고령자, 여성에서 높은 것으로 알려져 있습니다. 하지만 개인차가 있으며 감초를 아무리 복용해도 전혀 가성 알도스테론혈증이 일어나지 않는 사람도 있습니다.

Q16 간질성 폐렴에 대한 주의점은?

한방 제제로 인한 간질성 폐렴의 발생 기전은 확실하지 않지만, 알레르기로 인해 발현되는 것으로 생각되고 있습니다. 그렇기 때문에 모든 약제로 인해 발생할 가능성이 있습니다. 하지만 특히 주의가 필요한 사람은 다음과 같습니다.

①고령
②기존 폐(肺)질환자(특히 폐섬유증)
③흡연
④산소 투여
⑤폐(肺)에 대한 방사선 치료
⑥항(抗)종양제 다제 병용
⑦간장애(肝障碍)

한방처방으로 치료하는 도중, 환자가 예상 외의 발열, 숨참과 호흡곤란, 마른기침 등을 호소할 때는 간질성 폐렴을 의심하여 전문의와 상담하도록 해 주세요.

Q17 황금만이 간질성 폐렴의 원인인가요?

황금(黃芩)이 간질성 폐렴의 원인이라고 알려져 있습니다. 황금일 가능성이 높다는 것이 공통적인 인식입니다. 하지만 한방 제제로 인한 간질성 폐렴이 황금만으로 인한 것이라고 특정 지을 수는 없습니다. 실제 황금을 함유하고 있지 않은 소청룡탕(小靑龍湯), 방기황기탕(防己黃芪湯), 맥문동탕(麥門冬湯), 보중익기탕(補中益氣湯), 우차신기환(牛車腎氣丸) 등에 의해서도 간질성 폐렴이 일어났다는 보고도 있습니다.

Q18 마황제는 녹내장에 금기인가요?

에페드린 염산염 약품 설명서에는 녹내장 환자에게는 신중 투여하라고 적혀 있습니다. 하지만, 마황 함유 제제 약품 설명서 주의사항에는 녹내장은 기록되어 있지 않습니다. 그것은 녹내장이 마황 제제로 악화되었다는 보고가 지금까지 없어서이기 때문입니다. 마황제(麻黃劑)에는 당연히 에페드린 이외의 성분도 함유되어 있기 때문에 에페드린 단독보다 마황제 쪽이 더 안심할 수 있습니다.

Q19 한방처방으로 인해 검사 수치에 이상이 생길 수 있나요?

약재 중 하나인 원지(遠志)로 인한 1.5-Anhydro-D-glucitol(1.5-AG) 상승이 보고되어 있습니다. 1.5 AG는 당뇨병을 진단하는 한 가지 채혈 마커입니다. 원지를 함유한 한방 엑기스제제는 가미귀비탕(加味歸脾湯), 귀비탕(歸脾湯), 인삼양영탕(人蔘養榮湯)입니다. 원지를 함유한 처방을 복용하면 당뇨병이 없는 사람이더라도 1.5-AG가 높게 나오는 경우가 있다는 것을 기억합시다.

Q20 한방 제제의 칼로리는 어느 정도입니까?

부형제로 사용되고 있는 유당의 칼로리는 약 3.8kcal/g입니다. 유당 단독으로는 4kcal/g이지만, 단백질 등이 우유에서 정제할 때 혼입되기 때문입니다. 분말 엿은 물엿 (3.3kal/g)에서 수분을 제거한 것이며, 그 자체의 칼로리는 대략 4kcal/g이 됩니다. 분말 엿을 함유한 엑기스제를 포함하여 계산하면, 엑기스제제의 칼로리는 약 4kcal/g 정도로 이해하면 되겠습니다.

Q21 나트륨 함유량은 어느 정도입니까?

무수 망초(芒硝)는 Na2SO4이며, 나트륨을 함유했기 때문에 주의가 필요합니다. 망초 함유 엑기스제제 나트륨 1일 환산량은 다음과 같습니다.

大黃牧丹皮湯 대황목단피탕	301.5mg/일	調胃承氣湯 조위승기탕	105.0mg/일
桃核承氣湯 도핵승기탕	215.3mg/일	通導散 통도산	259.5mg/일
防風通聖散 방풍통성산	102.8mg/일	大承氣湯 대승기탕	284.3mg/일

Q22 칼륨 함유량은 어느 정도입니까?

투석 환자의 칼륨 제한은 1.5g/일 이하입니다. 칼륨 함량 관련하여 특히 주의해야 할 한방 제제는 다음과 같습니다.

小靑龍湯 소청룡탕	87.3mg/일	大防風湯 대방풍탕	136.5mg/일
防風通聖散 방풍통성산	89.3mg/일	通導散 통도산	95.3mg/일
芎歸膠艾湯 궁귀교애탕	115.2mg/일		

Q23 한방처방과 와파린의 상호작용에 대해 알려주세요.

한방처방이나 한약재-와파린간의 상호작용에 관한 증례보고는 여기저기서 조금씩 볼 수 있습니다. 하지만 계통적인 임상연구 보고는 없습니다. 와파린 병용 시 상호작용이 드물게 일어나기도 한다고 생각하며 투약하는 편이 좋습니다. 와파린이 과도하게 효과를 나타내거나, 효과가 없을 때에는 한방 엑기스제보다는 정확한 인지 없이 섭취한 낫토(청국장)나 성분을 잘 알 수 없는 건강기능식품, 클로렐라 등으로 인한 경우가 더 많은 것으로 생각합니다.

Q24 왜 유당으로도 알레르기 반응이 일어나는 거죠?

유당은 우유에서 정제하여 만든 것으로 정제한 것이지만, 단백질이 극미량 잔존해 있기 때문입니다. 이 극미량으로 함유되어 있는 단백질이 우유 알레르기를 가지고 있는 환자에게는 항원이 될 가능성을 부정할 수가 없습니다. 순수한 유당이라면 알레르기는 일어나지 않으리라 생각합니다.

Q25 전탕약과 한방 엑기스제 중 어느 쪽이 더 유효한가요?

저는 한방 엑기스제를 '고급 브랜드 인스턴트커피'라고 설명합니다. 어떤 패키지든 다 고급 품질인 것입니다. 전탕약의 품질은 다양합니다. 우치다 화한약(和漢藥) 등 한약재를 주로 취급하는 메이커에서는 같은 약재라도 초고급부터 보통인 것까지 모두 취급하고 있습니다. 가격도 품질에 따라 다릅니다. 또한 보통이라고는 해도, 그중 정말 보통 정도의 약재가 들어 있는 경우가 있는가 하면, 실제로는 수준이 떨어지는 경우도 있습니다. 고급 참치나 고급 소고기라도 모든 부위가 맛있는 것은 아닙니다. 전탕약은 품질 측면에서 매우 다양합니다. 약재를 자세히 감별할 기량이 없으면 사용하기 어렵습니다. 그래서 좋은 전탕약은 정말로 좋은 전탕약입니다. 그런 이유로 '현대 한방'에서는 품질이 보증되는 한방 엑기스제를 '고급 인스턴트커피'로 이해하고 사용하는 것입니다.

일반적인 사항에 대하여

Q26 학생 교육에 대하여 가르쳐 주세요.

2001년 문부성(현 문부과학성)이 의학부 코어 커리큘럼에 처음으로 '화한약(和漢藥) 해설을 할 수 있다'라는 항목을 추가했습니다. 전국에는 80개 대학 의학부가 있는데, 이후 한의약 교육이 서서히 보급되고 있습니다. 2010년 다이아몬드사의 설문조사에 따르면 67개 대학(84%)이 응답하였는데, 필수로 8시간 이상 강의를 하고 있는 대학이 35개교, 필수로 8시간미만으로 시행하는 곳이 25개교, 선택 수업만 시행하는 곳은 2개교, 한방에 대한 수업이 없는 대학은 5개교였습니다. 추후 의사 국가고시에 한방처방 관련 문제가 출제될 가능성도 있습니다. 과거에도 의사학이나 부작용에 대한 한의약 문제는 이미 출제된 적이 있습니다.

Q27 중국의 한방 엑기스제 보급에 대해 가르쳐 주세요.

중국은 한약재 분량을 각 의사가 가감하는 경우가 많으며, 그 분량도 비밀에 붙이고 있습니다. 곧, 무엇을 복용하고 있는가를 환자에게는 가르쳐 주지 않는 경우가 많습니다. 따라서 한방 엑기스제가 유행하고 있지 않습니다. 현재 중국에서는 위물(僞物)이 범람하고 있습니다. 카피 천국입니다. 고액의 한방의에게 처방 받은 한방약(썰어둔 약재들이 섞여 있습니다)을 분석하여 그 분량을 제시하는 사업자들도 있는 것 같습니다. 이건 싼 약국에서 같은 처방을 받게 하려는 작전인 것 같습니다. 또한 중국에서도 한국에서도 양의와 한의는 전혀 다른 면허입니다. 일본에서만 서양의학을 하는 의사가 한방처방 사용이 가능합니다. 오히려 의사면허가 없으면 한방처방을 사용할 수 없습니다.

Q28 한방이라고 불리게 된 이유는 무엇인가요?

서양의학이 등장하기 이전에는 한방만 의료였기 때문에 한방이라고 부를 필요가 없었습니다. 에도 시대에 서양의학이 나가사키로 들어와, 그것과 구별하기 위해 이전의 일본의료를 한방으로 불렀으며, 서양에서 들어온 것을 난방(蘭方)이라고 불렀던 것입니다. 한(漢)이라는 글자는 중국을 의미하지만, 한자(漢字)의 한(漢)과 비슷한 이미지입니다. 일본의 한방과 중국 한방은 꽤 다릅니다. 일본 의료 제도에서만, 양의가 한약을 처방할 수 있습니다. 중국도 한국도 전통의학과 서양의학의 의료면허가 별개로 존재합니다. '현대 한방'이 전개될 수 있는 것도 이러한 제도 때문입니다. 또한 에도 시대에 일본 한방은 특히 중국 한방에서 멀어졌습니다. 복진(腹診)에 중점을 두었고, 《상한론(傷寒論)》의 위대함을 중시하는 풍조가 생겨났습니다.

Q29 같은 처방명이더라도 일본과 중국의 약재량이 다른 것은 왜 그렇습니까?

다양한 이유가 있지만, 기본적으로 일본에서 사용하는 용량은 중국 보다 상당히 적습니다.

◎이유(理由)-① 약재의 차이
우선 중국에서는 약재를 일본보다 크게 절단합니다. 또한 약재의 부작용을 경감시키는 전통적인 가공처리인 수치(修治)를 시행하는데, 그에 따라 부수적으로 주작용도 줄어들기 때문에 일본에 비해 용량이 늘어난다고도 알려져 있습니다. 품질에 관해서도 일본 약재는 상품인 것만 유통되고 있으나, 중국에서는 일본보다 품질이 떨어지는 것도 많이 유통되어, 용량이 늘어났다고 생각됩니다.

◎이유(理由)-② 수질의 차이
중국 물의 대부분은 미네랄을 많이 함유한 경수(硬水)인데, 일본은 연수(軟水)입니다. 경수는 연수에 비해 추출률이 떨어지기 때문에 용량이 많아진 것이라 생각됩니다.

◎이유(理由)-③ 풍토와 체질의 차이

중국에는 기후나 풍토가 일본처럼 온화하지 않은 장소가 많습니다. 또한, 중국에서는 향신료를 다용하기 때문에 다양한 향신료에 내성이 생길 가능성이 있기 때문이라고도 합니다.

◎이유(理由)-④ 일중(日中) 전통의학의 차이

일본에서는 처방을 세트로 생각하여 운용한 결과, 처방마다 소량의 약량을 사용합니다. 중국에서는 약재 개개의 효능을 통해 처방해가기 때문에 분량과 약재수가 증가하는 경향을 보인다고 생각합니다.

한방 관련 의료 행정적 사항에 대하여

Q30 의료용 한방 엑기스제는 통신 판매로는 살 수 없나요?

'통신 판매에서 합법적으로 구입 가능한가?'는 회색 지대입니다. 의료용 한방 엑기스제는 실제로는 '처방전 의약품 이외의 의약품'입니다. "이런 약도?"라고 생각하실 수 있으나, 실제로 '처방전 의약품 이외의 의약품'입니다. 그리고 의약품은 처방전 외에 의약품도 포함하여 모두 대면 판매가 의무로 되어 있습니다. 따라서 통신 판매에서는 대면 판매가 불가능하기 때문에 당연히 법위반이 됩니다. 이 책 집필 시점에는 '처방전 의약품 이외의 의약품'이 인터넷에서도 구입이 가능했던 상태였습니다. 참고로, 법률 규정은 없지만, 후생노동성 통지에서 "원칙적으로 처방전 의약품 이외의 의료용 의약품도 처방전 의약품처럼 의사, 약사에 의해 사용되는 것을 목적으로 공급되고 있는 것이며, 약국에서는 처방전에 따라 약제를 교부하는 것이 원칙이나, 일반의약품 판매와는 다르게, 할 수 없이 판매해야만 하는 경우에는 진료 받을 것을 장려하며, 다음 사항을 준수할 것"이라고 되어 있습니다.

- 수량 한정……판매해야만 하는 경우, 필요 최소 수량에 한정할 것
- 조제실에서의 보관, 분할……조제실 또는 비축 창고에 보관해둘 것. 또한 판매는 약사 자신이 시행하며, 조제실에서 필요 최소한의 수량을 분할할 것
- 판매기록 작성……판매 시, 판매 품목, 판매일, 판매수량 등과 환자 성명, 연락처를 기록해 둘 것
- 약력 관리 실시……환자 약력 관리를 할 것
- 약국에서 약사 대면 판매……판매는 약국에서 약사가 대면하고 판매할 것
- 그 외로 광고금지, 복약지도 실시, 약품설명서 첨부

Q31 한방 제제는 왜 임상시험 없이 승인 받은 것입니까?

한방 제제를 구성하는 '생약(약재)'은 1960년부터 이미 약가(藥價) 수록되었으며, 이어서 1963년 약가 기준 수록 의약품 추가 개정 시에 후생성으로부터 "조제 용이한 배합제는 약가 기준에 수록되어 있지 않지만, 의료 기관에서 이 종류의 배합제를 사용할 경우에는 이전에 수록된 단미 제제의 합산을 통해 청구가 가능하다"라고 고지했습니다. 곧, '생약'의 조합으로 한방 제제를 만들어, 이것을 보험 청구하는 것은 법적으로도 충분한 근거가 있는 것입니다. 그리고 탕제(湯劑)와의 동등성 품질을 확보한 제제를 만드는 것은, 탕제와 동등한 유효성과 안전성을 가지고 있다는 것을 가정하는 것입니다. 하지만 의료용 한방 엑기스제제도 약심(藥審) 제804호 통지에 따라 1980년 이후에는 제조승인 시 '임상시험'이 필요해졌으며, 현재에 이르고 있습니다.

Q32 한방 엑기스제제가 전탕약과 동등성이 있다는 것은 어떤 의미입니까?

'후생성 약무국 약심이(藥審二) 제120호 통지'에 관련 기록이 있습니다. 이것은 의료용 한방 제제의 품질 확보 관점에서 1985년 5월 31일 통지된 것입니다. 그 신청 기준의 요점을 정리하면 다음과 같습니다.

①원료 생약 품질을 정밀 조사하여 표준적이라고 생각되는 생약을 사용하며, 외관과 이화학적 시험을 시행할 것
②표준 탕제 처방은 고전에 의거하여 설정할 것
③한방 엑기스제제와 탕제와의 동등성을 확보하기 위해 지표가 되는 성분(지표성분)을 각기 다른 생약에서 2성분 이상 선정하여 지표성분 정량을 시행할 것
④가능한 것에 대해서는 약리 작용을 집적 검정할 수 있는 생물학적 검토도 시행하는 것이 바람직함
⑤1일분의 생약에서 채취되는 엑기스제와 엑기스제제 중의 지표성분 함량은 표준 탕제의 지표성분 함량에 비해 원칙적으로 70% 이상이면 인정하지만 표준 탕제에 최대한 가깝게 할 것

Q33 메이커에 따라 효능 효과가 다른 것은 왜인가요?

한방 제제의 승인, 허가 신청 효능, 효과에 대해서는 '의약품 제조 판매 지침'에 '일반용 한방처방 매뉴얼' 등을 참고할 것이라고 기록되어 있습니다. 하지만 '일반용 한방처방 매뉴얼' 초판 발행은 1975년으로 이 이전의 승인, 허가 신청에 대해서는 각 회사 개개의 신청에 따라 효능, 효과가 각기 다르게 되어 있습니다. 한방처방은 거칠게 말하면, 숲 전체를 치료하는 약입니다. 곧, 다양한 증상에 유효합니다. 빈도 높은 순으로 나열하는 것이기 때문에 미묘한 차이가 생기는 것은 통일 규칙이 없었을 때는 당연한 일이었던 것입니다.

Q34 메이커별 한약재 배합 비율이 다른 것은 왜인가요?

승인 기준인 '일반용 한방처방 매뉴얼'에 따라 승인 신청하고 있지만, '일반용 한방처방 매뉴얼'에 있는 참고 문헌에 따라 한약 재량이 차이가 납니다. 또한, 일부 한약재의 경우, 용량 기록에 범위가 설정되어 있으므로 약재 용량이 다를 수 있습니다. 예를 들어 일반용 한방처방 매뉴얼의 대황(大黃)량이 을자탕(乙字湯)에서는 0~3.0g, 대시호탕(大柴胡湯)은 1.0~2.0g, 시호가용골모려탕(柴胡加龍骨牡蠣湯)은 0~1.0g으로 폭이 있

습니다. 따라서 한방처방에는 특허가 당연히 없거니와 제약 메이커에 따라 배합 비율이 다를 수 있기 때문에 제네릭이라는 형태로 다루질 않습니다. 약사 선생 레벨에서 타사와 같은 이름의 한방약으로 변경할 수 없는 것입니다. 그때에는 의사에게 변경 승인 전화가 옵니다.

Q35 일반용 한방처방 매뉴얼은 무엇입니까?

1975년에 한방 제제에 대한 후생성의 '승인심사내규'가 정해져, 그때 일반용 의약품으로 승인된 한방 210처방에 대해 성분, 용량, 효과 효능 등에 대한 구체적인 기준을 공표하였습니다. 이 취지를 잘 살리고, 안전한 치료 추진을 도모하기 위해 후생성 감수를 받아 출판된 것이 '일반용 한방처방 매뉴얼'입니다. 1975년 이후 인가된 의료용 한방처방 내 한약 재량이나 적응 증상은 '일반용 한방제제 매뉴얼'에 근거하고 있습니다. 하지만 1980년 이후에는 의료용 한방 엑기스제제 제조 승인 시 '임상시험' 성적이 필요해졌습니다. 따라서 새로운 처방 등록 시 임상시험이 필요해진 상황이므로, 앞으로 처방 등록 시에는 매뉴얼에 포함되어 있는 제제에만 구애받을 필요는 없어진 것입니다.

Q36 정제나 캡슐 등 다른 제형을 만들기 위해서는?

의료용 한방 제제 엑기스제 제조 승인을 받은 메이커가 의료용 한방 제제 정제나 캡슐 승인을 취득하기 위해서는 일반용 한방 제제와는 다르게 현행 과립제와의 생물학적 동등성 시험이 필요합니다. 이 점은 신약에서의 제형 추가나 후발품 승인 신청하는 경우에서도 적용되는 규칙이며, 한방처방에만 해당되는 내용은 아닙니다. 생물학적 동등성 시험이란, 현행 제제와 추가되는 제제가 치료학적으로 동등하다는 것을 보증하는 것을 목적으로 하는 것이며, 신약 제형 추가와 그 후발품에 대해서는 사람이 복용했을 때 유효 성분의 혈중농도 패턴이 같다는 것을 통해 증명하고 있습니다. 하지만 한방 제제의 경우, 유효 성분을 특정할 수 없기 때문에 생물학적 동등성 시험을 통해 동등성을 증명하는 것이 유감스럽게도 불가능하여, 제형 추가품 승인을 얻을 수 없는 것입니다. 이러한 점은 의료용 한방제제 후발품이 승인되지 못하는 이유이기도 합니다. 의료용 한방 제제가 아닌 일반용 한방 제제(OTC)라면 만드는 데 문제없으며, 기술적으로도 가능하긴 합니다.

Q37 전탕약으로 건강보험 적용을 받을 수 있습니까?

사실 전탕약도 건강 보험 적용이 가능합니다. 처방전에 한약재와 그 분량을 각각 기재하고, 이상을 1일분으로 하여 몇 일분 처방이라고 오더를 내리면 됩니다. 그런데 이것은 처방하는 쪽도 힘듭니다. 따라서 건강 보험은 사용할 수 있지만, 제반 사정으로 인해 그다지 보급되어 있지 않다고 이해해 주세요.
덧붙여서 다음은 갈근탕 전탕약 보험 청구례입니다.

```
약가 기준으로 1일분 약가의 합계 금액(엔)을 산출했습니다.
1일분(이 약가는 통일 약가입니다 / 명병별 약가가 아닙니다)
    葛根(갈근)············4.0g  6.52엔(약가 16.30엔/10g)
    大棗(대조)············3.0g  4.47엔(약가 14.90엔/10g)
    麻黃(마황)············3.0g  3.60엔(약가 12.00엔/10g)
    甘草(감초)············2.0g  3.00엔(약가 15.00엔/10g)
    桂皮(계피)············2.0g  3.00엔(약가 15.50엔/10g)
    芍藥(작약)············2.0g  5.48엔(약가 27.40엔/10g)
    生薑(생강)············2.0g  2.74엔(약가 13.70엔/10g)
```

위에 따르면 1일당 약값이 30엔입니다. 여기에 조제량이 가산되고, 7일분까지는 1900엔, 7일 이후에는 1일당 100엔이 가산되며, 29일 이후에는 4000엔이 정액이 됩니다. 휴대전화 통신료 같군요. 7일분을 처방하게 되면 1일당 약 270엔이 되며, 여기에 약대 30엔이 가산되어 1일당 약 300엔이 됩니다. 한방 엑기스제 갈근탕의 1일 약가(3포분)는 약 70엔입니다.

Q38 승인 외 사용 방법에 대해서 알려 주세요.

실제로 한방 엑기스제는 가루 그대로 복용하는 것이 승인된 복용 방법입니다. 곧, 이 책에서 추천하고 있는 것처럼 끓는 물에 녹여서 전자레인지에 돌려 복용하는 방법은 승인 외 사용 방법입니다. 비슷하게 경관 영양 튜브를 통한 투여도 승인 외 사용입니다. 그런데 사실 이건 매우 경직된 관공서 중심의 사고이고, 환자에게 유익하도록 임기응변으로 대응하는 것이 좋습니다. 경관 영양 튜브로 투여할 때는 한방 엑기스제를 가루 그대로 투여하면 튜브가 막힐 수 있으므로, 확실하게 끓는 물에 녹여 투여하는 것이 바람직합니다.

Q39 보험 적용 외 사용 방법에 대해서 가르쳐 주세요

건강 보험을 사용할 경우에는 그 규칙에 따라 사용해야만 합니다. 한방처방은 몸 전체를 치료하도록 세팅되어 있으므로 다양한 병명에 유효하며, 다양한 호소를 낫게 합니다. 보험 적용 병명은 주병명일 필요는 없으므로 환자분의 호소를 주의 깊게 듣고, 보험 적용이 되는 병명도 꼭 기재해 주세요. 또한 보험 병명이 기록되어 있어도 너무 다수의 처방을 동시에 처방하게 되면, 보험 사정에 걸릴 수 있습니다. 사정에 관해서는 도도부현(都道府県; 역자 주-일본의 행정구역 기본 단위) 단위의 문제이므로 복수 처방에 대해서는 각각 도도부현의 의향에 맞춰 주세요. 대부분, 2가지 병용까지는 문제가 없습니다.

Q40 처방전 쓰는 방법에 대해 알려주세요.

내복약 처방전 기록의 이상적인 방법에 대한 검토회(2010년 1월 후생노동성) 보고서에 다음과 같은 내용이 있습니다.

①'약명'은 약가 기준에 기록되어 있는 제제명을 기록하도록 하는 것을 기본으로 한다.
②'분량'은 최소 기본 단위인 1회량을 기록하는 것을 기본으로 한다.

한방 엑기스제를 한자가 아닌 카타카나로 기록해도 기본적으로 문제는 되지 않습니다. 처방 실수를 피하기 위해서라도 저는 한방처방명과 함께 제약회사와 엑기스제제 번호를 같이 기록합니다. 또한 그램 수는 혼란을 야기할 수 있으므로 적지 않습니다. 손으로 적을 때는 예를 들어 '쯔무라 41 補中益氣湯 1포 1일 3회 매 식전 14일분'이라고 적습니다.

Q41 의약품과 음식의 차이는 법률상 어떻게 규정되어 있습니까?

한약재는 음식물의 연장이지만, 법률상 어떻게 규정되어 있을까요? 사람이 입을 통해 복용하는 것이 약사법에 규정된 의약품에 해당하는지 여부는 1971년 후생성국장통지 '의약품의 범위에 관한 기준'(통칭 46통지)에 따라 판단하고 있습니다. 그 안에는 '오로지 의약품으로만 사용되는 성분물질(원재료) 리스트'와 '의약품적 효능 효과를 표방하지 않는 한 의약품으로 판단하지 않는 성분 물질(원재로) 리스트'가 기록되어 있습니다. 각각 ①식물유래물, ②동물유래물, ③기타(화학물질 등)로 분류되어 있습니다. 이 성분 리스트는 동물, 식물 기원, 그 개체 내에서의 부위도 특정되어 있습니다. 예를 들어 '담낭(膽囊)'의 경우, 소.곰.돼지의 담낭은 의약품 성분으로 다루고 있지만, 잉어나 뱀의 담낭은 직접 의약품 성분으로 다루고 있지 않습니다. 또한 부위별로도 취급이 달라, 칡의 뿌리는 '갈근(葛根)'이라는 명칭으로 한방 의약품으로 취급하고 있지만, 칡의 씨와 잎, 꽃, 갈분(葛粉)으로 친숙한 칡 전분은 의약품 성분으로는 다루지 않습니다. 따라서 칡 전분은 약국이 아니라 보통 슈퍼에서 판매 구입이 가능한 것입니다. 또한, '의약품으로 판단하지 않는 성분 물질(원재료) 리스트'에 있더라도, '의약품적 효능 효과를 표방'한다면 의약품으로 취급하고 있습니다. 그 해석도 46통지에 기록되어 있습니다. 예를 들어, 의약품으로 인지되고 있는 비타민 제제를 보면, 실제론 성분 물질(원재료) 단계에서는 의약품이 아닙니다. 하지만, 의약품으로 각 메이커 회사에서는 제품마다 효능 효과를 후생노동성에 신청, 승인을 얻어 의약품으로 판매하고 있는 것입니다. '의약품적 효능 효과를 표방'하는 것에 대한 정의도 내려져 있는데, 다음의 3가지가 포함됩니다.

①질병 치료 또는 예방을 목적으로 하는 효능 효과
②신체 조직 기능의 일반적 증강, 증진을 주요 목적으로 하는 효능 효과
③의약품적 효능 효과의 암시

예를 들어 건강식품에 '당뇨병, 고혈압, 동맥경화인 사람에게…'나 '눈병, 변비에 유효' 등의 말을 쓰는 것은 ①의 이유로 금지됩니다. 또한 '피로 회복, 노화 방지, 병중 병후, 심장의 기능을 높여준다, 혈액을 정화한다' 등도 ②의 이유로 금지됩니다. 의사나 학자의 담화를 인용하는 것도 금지되며, 이것을 '건강기능식품'에 사용하면 약사법 위반입니다. 'ㅇㅇ로 알려진 ㅁㅁ를 원료로 하여 여기에 유효 성분을 첨가, 상승 효과 등을 가진…'과 같은 표현도 금지됩니다. 곧, 최근의 건강관련식품 TV광고에서 볼 수 있는 것처럼 문구에 한계가 있을 수밖에 없습니다. 또한 넓은 지구상에서 새롭게 발견, 주목받게 되는 성분 중에는 '오로지 의약품으로만 사용되는 성분 물질(원재료) 리스트'와 '의약품적 효능 효과를 표방하지 않는 한 의약품으로 판단하지 않는 성분 물질(원재료) 리스트' 모두에 분류되어 있지 않은 경우도 있습니다. 그런 성분에 대해서는 후생노동성에서 판단을 담당하고 있으나 보통, 제약 회사에서는 (건강) 식품이 아닌, 의약품으로 간주하는 경우가 많고, 생약계의 큰 손인 우치다 화한약(和漢藥)에서도 기본적으로 비슷한 대응을 하고 있습니다.

한방 엑기스제 조제 메이커 입장에서

의료용 한방 엑기스제 80% 이상을 점유하고 있는 쯔무라 한방 제제와 정보에 기초하여 답변했습니다.

Q42 제품 번호를 붙이는 방법에 의미가 있나요?

쯔무라 한방 엑기스제는 1번부터 138번까지 있습니다. 하지만 4, 13, 42, 44, 49, 94, 129, 130, 131, 132는 결번입니다. 갈근탕(葛根湯, 1)과 승마갈근탕(升麻葛根湯, 101), 팔미지황환(八味地黃丸, 7)과 육미환(六味丸, 87) 그리고 우차신기환(牛車腎氣丸, 107), 소시호탕(小柴胡湯, 9)과 소시호탕가길경석고(小柴胡湯加桔梗石膏, 109), 반하후박탕(半夏厚朴湯, 16)과 복령음합반하후박탕(茯苓飮合半夏厚朴湯, 116), 오령산(五苓散, 17)과 인진오령산(茵蔯五苓散, 117), 소청룡탕(小靑龍湯, 19)과 영감강미신하인탕(苓甘薑味辛夏仁湯, 119), 계지복령환(桂枝茯苓丸, 25)과 계지복령환가의이인(桂枝茯苓丸加薏苡仁, 125) 같이 관련이 있는 듯한 번호를 붙여 놓았습니다. 또한 쯔무라사의 포장지색은 끝자리 번호로 색이 결정됩니다. 예를 들어 1, 11, 21 등은 같은 색입니다.

Q43 OTC용 한방 제제와 의료용 엑기스 가루의 차이가 있습니까?

쯔무라의 경우, 6처방(갈근탕, 팔미지황환, 시호계지탕, 황련해독탕, 오령산, 계지복령환) 이외에는 모두 의료용 엑기스제를 전용(轉用)한 것으로, 엑기스량만 의료용의 2분의 1입니다. 곧, 대부분 OTC로 구입하여 복용량을 맞춘다면 의료용 의약품과 완전히 같아지는 것입니다.

Q44 의약품 제조 판매지침에서 대용 가능한 것이 있습니까?

의약품 제조 판매 지침에서 대용 가능한 생약은 다음 6가지입니다. 방풍(防風)은 갯방풍, 망초(芒硝)는 유산나트륨, 아교(阿膠)는 젤라틴,

박하(薄荷)는 박하, 석고(石膏)는 석고, 계피(桂皮)는 계피로 대용 가능합니다.

Q45 쯔무라 망초는 무수유산 나트륨이라던데 진짜인가요?

한방 엑기스제에 망초(芒硝)를 사용할 때는 승인 신청상, 대체품으로 일본약국방의 무수유산 나트륨을 사용하도록 하고 있습니다. 곧, 천연 함수유산 나트륨이 아니라, 무수유산 나트륨이라는 화학합성품을 대용하고 있습니다.

Q46 계지탕(桂枝湯) 등 처방명은 계지인데 왜 계피를 사용하나요?

일본 한방의 바이블인《상한론(傷寒論)》《금궤요략(金匱要略)》에서 '계지(桂枝)'라고 되어 있는 것은 현재 일본의 계피에 해당되는 것으로 생각됩니다. 또한 일본에서 임상 경험이 쌓이면서도 계피로 사용해 왔습니다. 한방 제제 승인 조건은 '일본에서 발달된 처방'으로 정해져 있기 때문에 계피를 사용하는 것입니다.

Q47 쯔무라 아교는 실제론 분말이라던데 정말인가요?

대건중탕(大建中湯)에는 산초(山椒), 건강(乾薑), 인삼(人蔘) 외, 교이(膠飴)가 사용되며 1일량은 각각 2g, 5g, 3g 그리고 10g입니다. 10g만큼의 교이가 들어가 있습니다. 하지만 교이를 사용하여 엑기스를 제제화하면 흡습성이 현저해져 복용량도 많아지기 때문에 쯔무라 대건중탕 엑기스제의 경우, 교이 대용으로 전분을 효소 분해하여 당화하여 정제한 분말이(粉末飴)를 사용합니다. 소건중탕 엑기스제나 황기건중탕 엑기스 등에도 교이가 아니라 분말이가 사용됩니다. 교이는 쌀 등의 전분을 맥아즙으로 당화하여 만든 엿으로 그 구성은 말토오스 45~50%, 올리고당 40~45%입니다. 반면 쯔무라의 분말이는 옥수수 전분에서 미생물유래 효소를 사용하며, 맥아는 사용하지 않습니다. 그 구성은 말토오스 약 85%,

글루코오스 약 5%, 올리고당 약 10%로 구성되며, 교이보다 말토오스가 농축되어 있습니다.

Q48 건강, 생강 사용 방법은 어떻게 되나요?

사실 '건강(乾薑)', '생강(生薑)'의 의미에는 일본과 중국간에 차이가 있습니다. 일본의 생강은 생(生)생강(중국의 건강)의 코르크 껍질을 제거하여 건조시킨 것이며, 일본의 건강은 생(生)생강을 찌거나 탕포하고 나서 건조시킨 것입니다. 승인 기준이 되는 '일반용 한방처방 매뉴얼'에서는 생강, 건강 둘 중 어느 쪽을 사용해도 좋다고 하고 있기 때문에, 각각 회사 방식대로 '생강' '건강' 중 하나가 선택적으로 사용되고 있습니다.

Q49 백출, 창출 사용 방법은 어떻게 되나요?

승인 신청은 주로 '일반용 한방처방 매뉴얼'에 기초하여 이루어지는데, 그중 '출(朮)'이라고 기록되어 있는 경우에는 백출(白朮)과 창출(蒼朮) 둘 중 어느 쪽을 사용해도 됩니다. 작용에 차이가 있을 것이라고 생각할 수도 있지만, '현대 한방'의 입장은 한방 엑기스제 밖에 사용하지 않기 때문에 그러한 것도 있다는 것 정도만 알아두면 됩니다.

Q50 수치는 어떻게 하는 것인가요?

고전에는 수치(修治) 방법이 자세히 기록되어 있습니다. 수치란 생약을 가공하여 작용을 증가시키거나, 부작용을 경감시키는 것입니다. 하지만 일본에서는 수치에 특별히 구애받지 않는 경향이 있고, 부작용이나 독성이 강한 생약만 수치하는 것이 현실입니다. 이것은 에도 시대부터 메이지 시대까지 대부분의 생약을 수입에 의존하여, 수치 기술이 없었고, 수치품은 가격이 높다는 등의 이유로, 일본에서 수치하지 않은 생약을 사용하여, 적은 약량으로 임상하는 것이 유행하여, 특별히 수치가 필요하지 않은 일본 독특의 한방이 이루어졌기 때문입니다. 구워서 사용하는 감초

(甘草)를 자감초(炙甘草)라고 하여 자감초탕에만 사용하고 있습니다. 부자(附子)는 감독(減毒)을 목적으로 '고압증기처리'한 수치 부자를 사용하고 있습니다.

Q51 한방 엑기스제 1일량이 처방에 따라 다른 것은 왜입니까?

한방 엑기스제는 건조 엑기스제와 부형제(賦形劑) 등의 첨가물로 이루어져 있습니다. 각 처방에 따라 얻을 수 있는 건조 엑기스량은 다르지만, 기본적으로 쯔무라의 경우, 115처방은 7.5g/일이 되도록 첨가물 양을 조절하여 제조설계하고 있습니다. 곧 1포 2.5g부터 예외적으로 그 이상의 분량을 가지고 있는 것까지 있는 것입니다. 1포 당 3g인 것은 9처방으로 소청룡탕(小青龍湯), 맥문동탕(麥門冬湯), 백호가인삼탕(白虎加人蔘湯), 자감초탕(炙甘草湯), 궁귀교애탕(芎歸膠艾湯), 청폐탕(淸肺湯), 자음지보탕(滋陰至寶湯), 인삼양영탕(人蔘養榮湯), 시령탕(柴苓湯)입니다. 1포 3.5g은 1처방으로 대방풍탕(大防風湯)입니다. 소건중탕(小建中湯)과 대건중탕(大建中湯)은 1포 2.5g이지만, 1회 2포로 복용하도록 되어 있습니다. 황기건중탕(黃芪建中湯)은 1포 3g이지만 1회 2포 복용하도록 되어 있습니다.

Q52 빛, 온도에 대한 안정성에 대해 알려주세요.

일반적으로 유기화합물은 빛, 특히 자외선에 의해 활성화되며, 공기 중 산소에 의해 분해되거나, 분자간에 반응합니다. 한방 엑기스제도 다양한 유기화합물을 함유하고 있으며, 빛에 닿으면 변질될 수 있다고 충분히 생각할 수 있습니다. 또한, 온도에 대해서도 유기화합물은 고온이 될수록 불안정해지며, 특히 습기가 있을 경우에는 더욱 불안정해집니다. 따라서 한방제제는 건조 상태로 차광하고, 서늘한 곳에 보관해 주세요. 쯔무라 한방 엑기스제의 유효기간은 대건중탕(大建中湯)의 경우 3년, 그 외는 5년입니다.

Q53 글리시리진과 에페드린 함량은?

사실 쯔무라에서는 지표성분 함량은 공표하지 않습니다. 그 이유는 지표성분 함량의 다소(多少)에 따라 품질의 양부(良否)를 판단하는 사례가 많기 때문입니다. 예를 들어, 인삼 사포닌과 시호 사포닌은 표피 부분에 많이 존재하기 때문에, 생약으로 사용할 부분인 주근(主根)보다, 버리는 부분인 수근(鬚根)에 많다고 판명되어 있습니다. 어디까지나 지표성분은 생산 현장에서의 품질을 모니터하는 지표에 해당합니다. 하지만 각각 제품에서의 주성분 함유량 등은 공표해도 되지 않을까 생각합니다만.

Q54 한방 엑기스제 복용 후 생약 성분의 혈중농도는?

대부분의 신약은 개발 단계에서 반드시 사람에서의 유효 성분 혈중농도를 측정하게 됩니다. 그 때문에 한방 제제에 대해서도 함유 성분 혈중농도의 결과를 요구하는 경우가 있습니다. 하지만 한방 제제는 다성분계 약제이기 때문에, 수종의 성분 혈중농도 데이터가 그 한방 제제 전체의 동태를 대표할 수 없습니다. 또한, 한 성분당 함량이 적고, 혈중에서 측정할 수 있는 정도의 양이 될 수 없다는 등의 이유로 인해, 사람에서의 생약 성분 혈중농도 데이터는 적은 것이 현실입니다.

Q55 기업 노력에도 한계가?

라인 상에서 화학 합성하는 양약과 달리 80%를 중국 수입품에 의존하고 있는 생약은 가격이 '올랐다 내렸다' 합니다. 인건비나 기후 등에도 좌우됩니다. 최근에는 중국 경제성장 때문에 생약 가격이 급등했고, 표에서 볼 수 있는 것처럼 보험 약가가 메이커 희망가격보다 매우 아래로 설정되어 있는 경우가 다수입니다. 팔리면 팔릴수록 적자가 나는 것입니다. 이래서는 한방, 생약 메이커가 노력을 해도 한계가 있습니다. 조금 더 보험 약가를 올려주지 않는다면, 보험 진료에서의 한방 진료 존속이 어려워질 수 있습니다.

생약 일본 내 사용량 상위 38품목, 가격 비교

순위	생약명	주요산지	보험약가	U사 메이커 희망가격
1	甘草	중국산	1,015	1,600
2	芍藥	중국산	1,370	1,400
3	桂皮	중국산	775	950
4	茯苓	중국산	1,135	1,600
5	大棗	중국산	830	1,500
6	半夏	중국산	2,185	4,500
7	人蔘(生乾)	중국산	8,575	8,166
8	當歸	중국산	1,625	1,800
9	麻黃	중국산	600	850
10	膠飴	–	–	–
11	葛根	중국산	815	800
12	蒼朮	중국산	685	1,700
13	薏苡仁	중국산	430	630
14	柴胡	중국산	2,200	3,000
15	大黃	중국산	955	1,200
16	白朮	중국산	1,540	2,330
17	센나	인도	455	960
18	地黃※	중국산	785	1,250
19	黃芩	중국산	955	1,450
20	石膏	중국산	450	550
21	川芎	일본산	1,085	1,150
22	澤瀉	중국산	700	900
23	生薑	중국산	710	1,100
24	滑石	중국산	735	730
25	牧丹皮	중국산	910	2,150
26	黃芪	중국산	1,240	1,550

순위	생약명	주요산지	보험약가	U사 메이커 희망가격
27	桔梗	중국산	850	2,930
28	熊笹葉	일본산	–	1,250
29	陳皮	일본산	540	700
30	乾薑	중국산	740	1,400
31	山梔子	중국산	760	1,200
32	麥門冬	중국산	1,115	5,500
33	산초	중국산	605	–
34	黃柏	일본산	1,305	1,780
35	防風	중국산	1,030	3,700
36	桃仁	중국산	1,225	3,000
37	薄荷	중국산	895	1,650
38	山茱萸	중국산	2,725	3,000

상기표는 2006년도(약제로서의) 일본 내 사용량 통계순입니다.(일본 한방생약제제협회 조사)
보험 약가, U사의 메이커 희망 가격은 2010년 4월 1일 시점의 내용입니다.
10위인 교이(膠飴)는 생약이 아니기 때문에 제외해 두었습니다.
※숙지황(熟地黃)도 포함한 수치입니다.

[마치면서]

《정말로 내일부터 사용할 수 있는 한방약 시리즈》는 출판사의 예상과 달리 여러분에게 호평을 받았습니다. 저자인 저 자신도 놀랐습니다. 저자로서 매우 기쁩니다.

10년 전 어쩌다가 한방처방에 흥미를 가지게 되었습니다. 한방처방의 광활한 바다를 헤매면서 역시 나에겐 무리인가라고 생각했던 적도 많았습니다. 그럼 헤맴을 한 번에 불식시킬 수 있었던 계기는 마쓰다 구니오 선생님과의 우연한 만남이었습니다. 저는 이 인연에 매우 은혜를 받았습니다. 마쓰다 선생님에게 1주 1회씩 가르침을 받고, 제가 지나온 약 10년간을, 좀 더 알기 쉽게, 좀 더 간단하게, 그리고 보다 많은 의사들에게 다가가고자 하는 마음으로 쓴 것이 《정말로 내일부터 사용할 수 있는 한방약 시리즈》입니다.

한방처방을 어느 특정 집단만의 것으로 취급하다가는, 가까운 장래에 사라져버릴 지도 모른다고 생각합니다. 서양의(西洋醫)라면 누구나 한방처방을 사용할 수 있는 일본에서 좀 더 간단하게 서양의가 처방하여, 해결되지 않는 증상으로 곤란해 하는 많은 환자분들을 구할 수 있게 되었으면 좋겠습니다.

하지만, 한편으로 중요한 것은 과거 지혜의 계승입니다. 저는 저 자신이 매우 의심이 많고, 심술쟁이여서 저 자신이 납득하지 못하는 것을 좀처럼 신뢰할 수 없습니다. 그래서 한방처방을 그러한 회의적인 마음의 눈으로 보는 측면도 아직 있습니다. 그런 제 자신의 태도를 유지하면서, 한방처방의 대단함을 마쓰다 선생님을 통해 직접 배웠습니다. 그리고 한방의 신수(神髓)에 생애를 걸어보겠다고 마음먹게 되었습니다.

아직 제가 쓰고 싶은 시리즈가 끝나지는 않았습니다. 제가 걸어 온 먼 길을 훨씬 짧은 시간에 많은 분들이 걸을 수 있게 하기 위한 방법을 개발하고 싶습니다.

저도 더욱 더 공부가 필요합니다. 여러분의 지혜와 힘이 필요합니다. 우선 '현대 한방'의 보급을, 한방의 신수(神髓)를 향한 걸음을 함께 걸어봅시다.

*

이 책 집필을 할 때, 많은 지원을 해 주신 주식회사 쯔무라의 노무라 다카히사 씨, 주식회사 우치다 화한약의 가이호리 기미히코 씨, 신흥의학출판사의 하야시 미네코 사장에게 깊은 감사의 말씀을 전합니다.

Masanori Niimi, MD, DPhil, FACS 씀

[참 고 문 헌]

마쓰다 구니오·이나기 이치겐, 《임상의를 위한 한방-기초편》, 커렌트쎄라피 1987.
오츠카 게이세츠, 《오츠카 게이세츠 저작집》 제1권~제8권 별책, 春陽堂, 1980-1982.
오츠카 게이세츠·야가즈 도메이·시미즈 토타로, 《한방진료의전》, 南山堂, 1969.
오츠카 게이세츠, 《증후에 따른 한방치료의 실제》, 南山堂, 1963.
이나기 이치겐·마쓰다 구니오, 《퍼스트초이스 한방약》, 南山堂, 2006.
오츠카 게이세츠, 《한방의 특질》, 創元社, 1971.
오츠카 게이세츠, 《동양의학과 함께》, 創元社, 1960.
오츠카 게이세츠, 〈한방 외길; 오십년 치료체험에서〉, 일본경제신문사, 도쿄, 1976.
마쓰다 구니오, 《증례에 따른 한방치료의 실제》, 創元社, 오사카, 1992.
일본의사회 편, 《한방치료 ABC》, 醫學書院, 도쿄, 1992.
미즈마 타다미치, 《첫 한방진료 15화》, 醫學書院, 도쿄, 2005.
하나와 토시히코, 《한방진료 LESSON》, 金原出版, 도쿄, 1995.
마쓰다 구니오, 〈권두언; 나의 한방치료〉, 한방과 최신치료 13(1):2-4, 世論時報社, 도쿄, 2004.
니미 마사노리, 《정말로 내일부터 사용할 수 있는 한방약》, 新興醫學出版社, 도쿄, 2010.
니미 마사노리, 《서양의학 추천하는 한방》, 新潮社, 도쿄, 2010.
니미 마사노리, 《프라이머리케어를 위한 혈관질환 이야기 한방 진료도 포함하여》, 메디칼리뷰사, 도쿄, 2010.
니미 마사노리, 《플로차트 한방약치료》, 新興醫學出版社, 도쿄, 2011.
니미 마사노리, 《자, 죽으시겠습니까? 릴랙스 외래 토크술》, 新興醫學出版社, 도쿄, 2011.
니미 마사노리, 《간단 한방처방》, 新興醫學出版社, 도쿄, 2011.
니미 마사노리, 《자, 슬슬 운동하겠습니까?》, 新興醫學出版社, 도쿄, 2011.
니미 마사노리, 〈iPhone 어플 '플로차트 한방약 치료'〉
시노다 다츠아키, 《도쿠가와 쇼군가 15대 차트》, 新潮社, 도쿄, 2005.

간단 **한방철칙** : 한의학은 평생 공부다

지은이 니미 마사노리(新見正則)
옮긴이 권승원
펴낸이 최봉규

1판 1쇄 발행_ 2015년 10월 10일

책임편집 최상아
북코디 밥숟갈(최수영)
편집&교정교열 주항아
표지본문디자인 이오디자인
마케팅 김낙현

발행처_ 청홍(지상사)
등록번호_ 제2001-000155호
등록일자_ 1999. 1. 27.

서울특별시 강남구 언주로79길 7(역삼동 730-1) 모두빌 502호
우편번호 06225
전화번호 02)3453-6111, 팩시밀리 02)3452-1440
홈페이지 www.cheonghong.com
이메일 jhj-9020@hanmail.net

한국어판 출판권 ⓒ 청홍-(지상사), 2015
ISBN 978-89-90116-68-0 14510
        978-89-90116-63-5 (세트)

이 도서의 국립중앙도서관 출판시도서목록(CIP)은 e-CIP홈페이지(http://www.nl.go.kr/ecip)와
국가자료공동목록시스템(http://www.nl.go.kr/kolisnet)에서 이용하실 수 있습니다.
(CIP제어번호: CIP2015021020)

보도나 서평, 연구논문에서 일부 인용, 요약하는 경우를 제외하고는
도서출판 청홍-(지상사)의 사전 승낙 없이 무단 전재 및 복제를 금합니다.

*잘못 만들어진 책은 구입처에서 교환해 드리며, 책값은 뒤표지에 있습니다.